U0359291

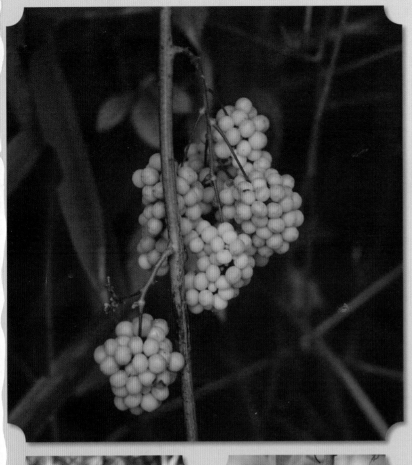

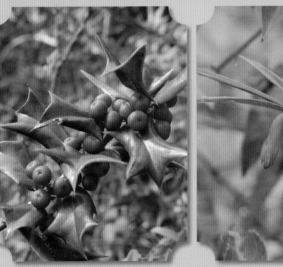

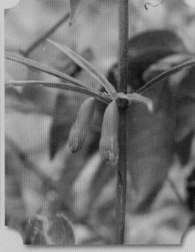

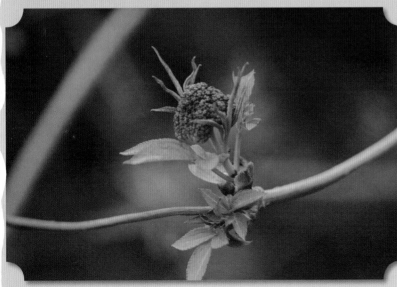

本草纲目珍藏版

（第六卷）

编著 林余霖

中医古籍出版社

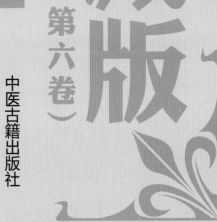

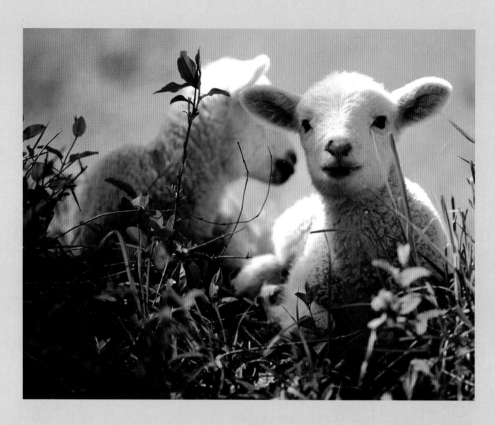

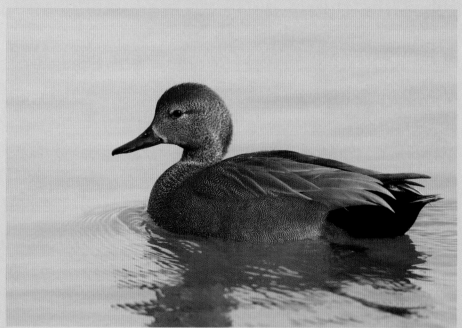

§ 蜜蜡

【基　源】　本品为蜜蜂科昆虫中华蜜蜂或意大利蜂分泌的蜡。将蜂巢置水中加热，滤过，冷凝取蜡或再精制而成。

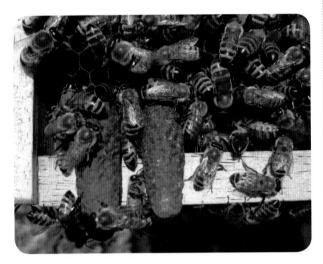

【原 动 物】　别名：蜂蜡、蜡、蜜跖、黄蜡、白蜡、黄占。

1. 中华蜜蜂，蜂群由工蜂、蜂王及雄蜂组成。工蜂全体被黄褐色毛。头略呈三角形。胸部3节。翅2对，膜质透明。足3对，有采集花粉的构造。腹部圆锥状，有毒腺和螯针。腹下有蜡板4对，内有蜡腺，分泌蜡质。蜂王体最大，翅短小，腹部特长，生殖器发达，专营生殖产卵。雄蜂较工蜂稍大，头呈球形，尾无毒腺和螯针，足上无采贮花粉构造，腹无蜡板及蜡腺。

2. 意大利蜜蜂，体似中华蜜蜂，但较之为大。

【生境分布】　我国大部分地区均有养殖。

【采收加工】　春、秋季，将取去蜂蜜后的蜂巢，入水锅中加热熔化，除去上层泡沫杂质，趁热过滤，放冷，蜂蜡即凝结成块，浮于水面，取出，即为黄蜡。黄蜡再经熬炼、脱色等加工过程，即成蜂蜡。

【性状鉴别】　本品为不规则团块，大小不一。呈黄色、淡黄棕色或黄白色，不透明或微透明，表面光滑。体较轻，蜡质，断面砂粒状，用手搓捏能软化。有蜂蜜样香气，味微甘。

【炮　制】　用时熔化，澄清，除去杂质。

【性味功能】　味甘、淡，性平。有收涩，敛疮，生肌，止痛的功能。

【主治用法】　外用于溃疡不敛，臁疮糜烂，创伤，烧、烫伤。用法用量，外用适量，熔化敷患处；常作成药赋型剂及油膏基质。

【现代研究】

1. 化学成分　主要成分可分为4大类，即酯类、游离酸类、游离醇类和烃类。此外还含微量的挥发油及色素。在酯类中有软脂酸蜂花酯（约占80%，是蜂蜡主要成分）、蜡酸蜂花酯、落花生油酸蜂花酯，在游离酸类中有蜡酸、廿四酸、褐煤酸、蜂花酸、叶虱酸、落花生油酸、新蜡酸，即廿五酸；在游离醇类中有正廿八醇、蜂花醇；在烃类中有廿五烷、廿七烷、廿九烷、卅一烷及不饱和的蜂花烯蜂蜡据称尚含一种芳香性有色物质，名为虫蜡素。

2. 药理作用　中国产蜂蜡对来自芬顿体系的OH和来自X/XO系的O2均有清除作用；蜂蜡及其乳浊液有抑菌和防腐作用，可使肝素抗凝血作用时间延长。

§ 蜂乳

【基　源】　本品为蜜蜂科动物中华蜜蜂等修补蜂巢所分泌的黄褐色或黑褐色的黏性物质。

【原 动 物】　中华蜜蜂：蜂群由工蜂、蜂王及雄蜂组成。工蜂全体被黄褐色毛。头略呈三角形。胸部3节。翅2对，膜质透明。足3对，有采集花粉的构造。腹部圆锥状，有毒腺和螯针。腹下有蜡板4对，内有蜡腺，分泌蜡质。蜂王体最大，翅短小，腹部特长，生殖器发达，专营生殖产卵。雄蜂较工蜂稍大，头呈球形，尾无毒腺和螯针，足上无采贮花粉构造，腹无蜡板及蜡腺。

【生境分布】　我国大部分地区均有养殖。

【采收加工】　在暖和季节每隔10天左右开箱检查蜂群时刮取，刮取后紧捏成球形，包上一层蜡纸，放入塑料纸袋内，置凉爽处收藏。

【性状鉴别】　本品呈棕黄色或黄褐色固体块状，遇热变软具黏性，特有芳香气味。

【性味功能】　味苦、辛，性寒。内服补虚弱、化油脂、止消渴；外用解毒消肿。

【主治用法】　内服用于体虚早衰、高脂血症、消渴；外治用于皮肤皲裂、烧烫伤。用法用量，服：制成片剂或醇浸液，1～2克。外用：适量，制成酊剂或软膏涂敷。

【现代研究】

1. 化学成分　蜂胶含树脂约50%～60%，蜂蜡30%芳香挥发油10%和一些花粉等夹杂物。主要有黄酮类、酚类、内酯、香豆精类、醛、酮、甾类化合物，还含有维生素B1、烟酸、维生素A原和多种氨基酸、糖、多糖等。

2. 药理作用　本品有抗菌、抗病毒、抗氧化、抗肿瘤、抗炎镇痛、抗溃疡及降血脂等作用，还有免疫力增强作用和促进组织再生。

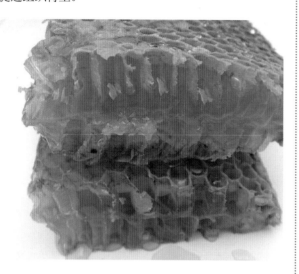

§ 蜂房

【基　源】　本品为胡蜂科昆虫果马蜂、日本长脚胡蜂或异腹胡蜂的巢。别名：露蜂房、马蜂窝、蜂巢、野蜂窝、黄蜂窝、百穿之巢。

【生境分布】　群栖性，营巢于树木上或屋檐下。我国各地均有，南方地区尤多。全国皆有。

【采收加工】　全年可采，但常以秋冬二季采收。晒干或略蒸，除去死蜂死蛹后再晒干，除去杂质，剪块，置通风干燥处，防压防蛀，以备生用或炒用。

【性状鉴别】　本品呈圆盘状或不规则的扁块状，有的似莲房状，大小不一。表面灰白色或灰褐色。腹面有多数整齐的六角形房孔，孔径3～4毫米或6～8毫米；背面有1个或数个黑色短柄。体轻，质韧，略有弹性。气微，味辛淡。

【性味功能】　味甘，性平，有毒。有祛风，攻毒，杀虫，止痛，抗过敏的功能。

【主治用法】　龋齿牙痛，疮疡肿毒，乳痈，瘰疬，皮肤顽癣，鹅掌风，过敏性体质。用法用量，3～5克。外用适量，研末油调敷患处，或煎水漱或洗患处。

【现代研究】

1. 化学成分　含酚酸类化合物和少量的含氮化合物。

2. 药理作用　本品有抗炎作用；另有攻杀毒虫和止痛作用，常用于龋齿疼痛、皮肤瘙痒、疥癣、癌疡等症；治赤白痢、呃逆等。

【应　用】

1. 疮肿初发：与生草乌、生南星、赤小豆、白矾共为细末，淡醋调涂。

2. 瘰疬：与黄芪、蛇蜕、玄参、黄丹等为膏外用，如蜂房膏。

3. 头上癣疮：以本品为末，调猪脂涂擦。

4. 癌肿：与全蝎、莪术、僵蚕等配用。

5. 风湿痹痛：与草乌、川乌同用，酒精浸泡外涂痛处。

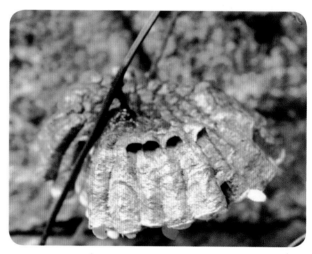

§ 虫白蜡

【基　源】　本品为介壳虫科昆虫白蜡虫的雄虫群栖于木犀科植物白蜡树、女贞或女贞属他种植物枝干上分泌的蜡，经精制而成。

【原动物】　别名：白蜡，虫蜡，川蜡。雌虫体椭圆形。体表褐色，有深黑斑点。单眼1对，口器为甲壳质针状吸收器。环节不明显，无翅，触角及足皆不发达。腹面灰黄色，有多个尖棘，沿身体边缘排列。尾端有深凹陷。雄虫体色与雌虫相同。初孵化时，形与雌虫相似，但有粗大的足，腹部有硬棘及很多泌蜡孔。头部两侧有大小不等的单眼各5个；触角1对，分为7节。胸部圆形，有翅1对，长约5毫米，膜质透明。经泌蜡后，虫体变成圆形。

【生境分布】　栖息于木犀科植物白蜡树、女贞及女贞属其他植物枝干上。分布于湖南、四川、贵州、云南等地。

【采收加工】　8～9月间采蜡。清晨用刀将包有蜡质的树枝切下，名说蜡花，放入沸水锅中煮之，使蜡质熔化而浮于水面，冷后凝结成块。取出，再加水加热熔化，过滤后凝固即成。

【性状鉴别】 本品多为圆形厚块，一般已打碎成不规则块状，大小不一。白色，或微带黄色，不透明或微透明；表面平滑或稍显皱纹，有光泽，触之有滑腻感。体轻，能浮于水面；质硬而稍脆，用手搓捏则粉碎。断面不平正，呈针状结晶形，或显小颗粒状，具玻璃样光泽。有微弱的特异臭气，味淡，嚼之如细沙样。以色白、质硬、致密而无气泡。无败油气味者为佳。

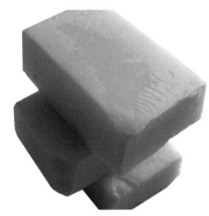

【炮　制】 取原药材，除去杂质，用时捣碎。

【性味功能】 味甘，性温。有止血，生肌，定痛的功能。

【主治用法】 用于治疗金疮出血，尿血、下血，疮疡久溃不敛，下疳等。用法用量 ，内服：入丸、散，3～6克。外用：适量，熔化调制药膏。

【现代研究】

1. 化学成分 本品主要含酯类成分以及少量烃类、蜡类、磷脂类、游离脂肪酸等。

2. 药理作用 临床上可用于祛风解毒，润肤白面，可治局部黑斑。

⑨ 盐肤木（五倍子）

【基　源】 五倍子为漆树科植物盐肤木受瘿绵蚜科昆虫角倍蚜寄生后形成的虫瘿，称角倍。

【原植物】 落叶乔木。单数羽状复叶互生，小叶5～13，卵形、长卵形，先端尖，基部楔形，边缘有粗锯齿，密被淡褐色短柔毛。圆锥花序顶生；两性花萼片5，绿黄色；花瓣5，白色。果序直立；核果扁圆形，橙红色至红色，被灰白色短柔毛，种子1，扁圆形。花期6～9月，果期9～11月。

【生境分布】 生于山坡上、荒野、灌丛中。分部于四川、贵州、云南、湖南、湖北、陕西、河南、浙江等省区。

【采收加工】 秋季采摘，置沸水中略煮或蒸至表面呈灰色，杀死蚜虫，取出，干燥。

【性状鉴别】 1. 角倍菱形、卵圆形或纺锤形，长3～8厘米，直径2～5厘米，具有不规则的角状分枝。表面灰黄色或淡黄棕色，被灰白色软滑短柔毛。质硬脆，破碎后中空，断面角质状，有光泽，信壁厚1～2毫米，内壁平滑，有多数黑褐色死蚜虫、黑色粉末状蚜虫卵及排泄物附着于内壁上，并时有1～2对游离于角倍中的白色丝团，丝团表面又附有多数蚜虫尸体，内壁上附有白色粉霜状或结晶状的蜡祥物。气特异，味涩。

2. 肚倍长圆形或纺锤形，略扁，无角状分枝；表面暗灰黄绿色，有多数浅纵纹，柔毛较少；倍壁厚约3毫米。以个大、完整、壁厚、色灰褐、纯净者为佳。经验认为内壁布满蚜虫者为优。

【性味功能】 味酸、涩，性寒。敛肺降火，涩肠止泻，敛汗止血，收湿敛疮的功能。

【炮　制】 鲜用或切片晒干。

【主治用法】 用于肺虚久咳，肺热痰嗽，久泻久痢，盗汗，消渴，便血，痔血；外用于外伤出血，痈肿疮毒，皮肤湿烂。用量3～6g，水煎服。外用：适量，研末撒敷或调敷。

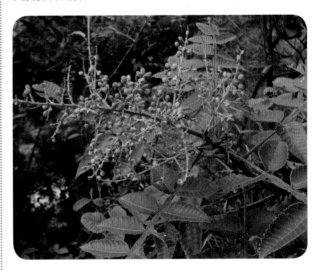

【现代研究】

1. 化学成分 本品含2种黄酮甙元：为3，7，4'-三羟基黄酮，3，7，3'，4'-四羟基黄酮，7-羟基-6-甲

617

氧基香豆素，没食子酸，没食子酸乙酯，水黄皮黄素，四甲氧基非瑟素，去甲氧基小黄皮精，二苯甲酰甲烷，椭圆叶崖豆藤酮，槲皮素，β-谷甾醇等成分。

2. 药理作用　本品具有抗炎和抗菌等作用，临床可用治痢疾等症。

【应　　用】

1. 久泻久痢：五倍子、茯苓各等份。研细末，炼蜜为服。

2. 便血：五倍子 3g，槐花、地榆各 6g。水煎服。

3. 外伤出血：五倍子适量。研末敷伤口处。

4. 崩漏，血崩后虚脱：五倍子、龙骨、牡蛎。水煎服。

§ 青麸杨（五倍子）

【基　　源】　五倍子为漆树科植物青麸杨受瘿绵蚜科昆虫肚倍蚜寄生后形成的虫瘿，称肚倍。

【原植物】　落叶乔木。单数羽状复叶小叶 5～9，椭圆形或椭圆状披针形，先端渐尖，基部圆形或广楔形，偏斜，全缘或幼时有粗锯齿。圆锥花序顶生，被细柔毛；花小，杂性，白色，花药黄色。果序下垂，核果近球形，血红色，密生细短毛，有宿存花柱。花期 5～6 月，果期 7～9 月。

【生境分布】　生于山坡干燥处灌木丛中。分布于陕西、甘肃、山西、河南、湖北、湖南、贵州、四川、西藏、云南等省区。

【采收加工】　秋季采摘，置沸水中略煮或蒸至表面呈灰色，杀死蚜虫，取出，干燥。

【炮　　制】　洗净，除去表皮，留取韧皮部，晒干。

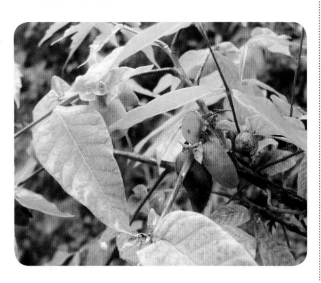

【性味功能】　味酸、涩，性寒。有敛肺降火，涩肠止泻，敛汗止血，收湿敛疮的功能。

【主治用法】　用于肺虚久咳，肺热痰嗽，久泻久痢，盗汗，消渴，便血痔血；外伤出血，痈肿疮毒，皮肤湿烂。用量 3～6g，水煎服。外用适量，研末撒敷或调敷。

【现代研究】

1. 化学成分　单宁酸。

2. 药理作用　暂无。

【应　　用】

同盐肤木。

§ 红麸杨（五倍子）

【基　　源】　五倍子为漆树科植物红麸杨受瘿绵蚜科昆虫肚倍蚜寄生后形成的虫瘿，称肚倍。

【原植物】　落叶乔木，小枝有短毛。奇数羽状复叶，小叶 5～13 枚，卵状长椭圆形至椭圆形，先端渐尖，基部圆形或近心形，全缘或中上部具疏锯齿，上面光滑无毛，下面沿叶脉有短柔毛；无小叶柄。圆锥花序顶生，花杂性，白色，花药紫色。果序下垂，核果近圆形，深红色，密生细柔毛。花期 6～7 月，果期 8～9 月。

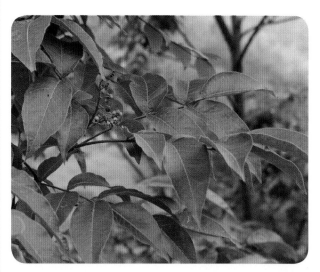

【生境分布】　生于向阳山坡疏林下或灌木丛中。分布于湖北、湖南、陕西、甘肃、云南、贵州、四川、西藏等省区。

【采收加工】　秋季采摘，置沸水中略煮，杀死蚜虫，取出，干燥。

【性味功能】　味酸，性平。具有敛肺降火，涩肠止泻，敛汗，止血，收湿敛疮的功能。

【主治用法】 用于肺虚久咳，肺热痰嗽，久泻久痢，盗汗，消渴，便血痔血；外伤出血，痈肿疮毒，皮肤湿烂。用量 3～6g。外用适量。

【应　用】
同盐肤木。

螳螂

【基　源】 本品为螳螂科昆虫大刀螂及小刀螂的全虫。

【原动物】 别名：不过、蜉、巨斧、天马、螗螂、石螂、刀螂、蟷螂、斫父、斫郎、马螂康。

1. 大刀螂：体形较大，呈黄褐色或绿色，长约7厘米。头部三角形。前胸背板、肩部较发达。后部至前肢基部稍宽。前胸细长，侧缘有细齿排列。中纵沟两旁有细小的疣状突起，其后方有细齿，但不甚清晰。前翅革质，前缘带绿色，末端有较明显的褐色翅脉；后翅比前翅稍长，向后略微伸出，有深浅不等的黑褐色斑点散布其间。雌性腹部特别膨大。

2. 小刀螂：螳螂科，体形大小中等，长4.8～9.5厘米，色灰褐至暗褐，有黑褐色不规则的刻点散布其间。头部稍大，呈三角形。前胸背细长，侧缘细齿排列明显。侧角部的齿稍特殊。前翅革质，末端钝圆，带黄褐色或红褐色，有污黄斑点。后翅翅脉是暗褐色。前胸足腿节内侧基部及胫节内侧中部各有一大形黑色斑纹。全国大部分地区均有分布。

3. 巨斧螳螂：雌虫体长55～57毫米，雄虫体长45～50毫米。身体粉绿至草绿色。前胸背板中部较宽呈菱形。前翅中部宽，在脉纹的偏后左方各有1个椭圆形的白色眼形斑，斑的外固镶有浅色黄边。后翅透明，呈浅茶褐色，基部棕色。中、后足细长；前足粗壮，呈镰刀形，基节内侧有短齿3个，腿节及腔节有成排小齿，为典型的捕捉式足。

【生境分布】 全国大部分地区均有分布。

【采收加工】 夏、秋间捕捉。烫死，干燥。

【性状鉴别】 本品多为干瘪的虫体，长4～8厘米，黑褐色或黄棕色。头部三角形，复眼1对，单眼3个，呈倒三角形排列于两触间上方；前胸背侧缘具细齿。翅、足多残缺不全。体轻、质脆，易碎。气微，味微咸、涩。

【炮　制】 净制：除去杂质；切制：用水烫死，晒干或烘干。

【性味功能】 味甘、咸，性平。有息风定惊，解毒消肿的功能。

【主治用法】 治小儿惊痫抽搐，咽喉肿痛，疔肿恶疮，脚气。内服：1至数枚，入丸、散。外用：适量，研末吹喉或调敷。

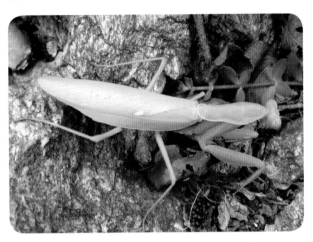

【现代研究】

1. 化学成分　绿色螳螂的体液呈碱性，pH7.8～9.0，棕色螳螂则呈酸性，pH5～6（可能与食物有关）。在体外，此两色素的里色，可因酸碱性而互变。落薄翅螳螂的棕色色素与黄色色素都是胆绿素及其相类物质；薄翅螳螂的皮下及血液都含胆绿索。与高等动物一样，甘氨酸是合成胆绿素的材料。

2. 药理作用　本品有抗利尿及敛汗作用。磷脂有减轻动脉粥样硬化作用，并能促进红细胞发育和细胞膜合成。

桑螵蛸

【基　源】 本品为螳螂科昆虫大刀螂、小刀螂或巨斧螳螂的干燥卵鞘。

【原动物】 别名：团螵蛸，长螵蛸，黑螵蛸，螳螂巢，螳螂子，刀螂子，螳螂蛋，流尿狗。亦称刀螂，无脊椎动物。属于昆虫纲、有翅亚纲、螳螂科，是一种中至大型昆虫，头三角形且活动自如，复眼大而明亮；触角细长；颈可自由转动。前足腿节和胫节有利刺，胫节镰刀状，常向腿节折叠，形成可以捕捉猎物的前足；前翅皮质，为覆翅，缺前缘域，后翅膜质，臀域发达，扇状，休息时叠于背上；腹部肥大。

619

【生境分布】 栖于草丛及树枝上、向阳背风的灌木、矮小丛及草丛芜地处。全国大部分地区均有分布。

【采收加工】 每年秋季至翌年春季在树上采集卵鞘，蒸 30 ～ 40 分钟，以杀死其中虫卵，晒干或烘干。

【性状鉴别】

1. 团螵蛸：略呈圆柱形或半圆形，由多层膜状薄片叠成，长 2.5 ～ 4 厘米，宽 2 ～ 3 厘米。表面浅黄褐色，上面带状隆起不明显，底面平坦或有凹沟。体轻，质松而韧，横断面可见外层为海绵状，内层为许多放射状排列的小室，室内各有一细小椭圆形卵，深棕色，有光泽。气微腥，味淡或微咸。

2. 长螵蛸：略呈长条形，一端较细，长 2.5 ～ 5 厘米，宽 1 ～ 1.5 厘米。表面灰黄色，上面带状隆起明显，带的两侧各有一条暗棕色浅沟及斜向纹理。质硬而脆。

3. 黑螵蛸：略呈平行四边形，长 2 ～ 4 厘米，宽 1.5 ～ 2 厘米。表面灰褐色，上面带状隆起明显，两侧有斜向纹理，近尾端微向上翘。质硬而韧。

【炮 制】 除去杂质，蒸透，干燥。用时剪碎。

【性味功能】 味甘、咸，性平。有益肾固精，缩尿，止浊的功能。

【主治用法】 用于遗精滑精，遗尿尿频，小便白浊。用法用量，内服：煎汤，4.5 ～ 9 克；或入丸、散。

【现代研究】

1. 化学成分 含蛋白质及脂肪等. 卵囊附着的蛋白质膜上含柠檬酸钙的结晶. 卵黄球含糖蛋白及脂蛋白。碳水化合物、粗纤维及铁、钙、胡萝卜素样色素。

2. 药理作用 抗利尿和敛汗作用。

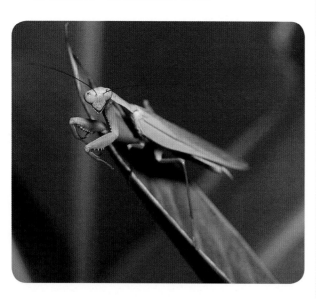

6 僵蚕

【基 源】 本品为蚕蛾科昆虫家蚕 4 ～ 5 龄的幼虫感染（或人工接种）白僵菌而致死的干燥体。

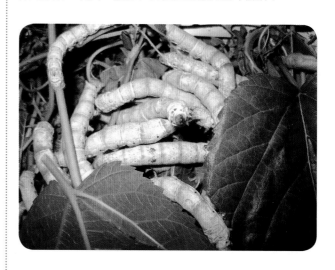

【原动物】 别名：白僵蚕、僵虫、天虫。雌、雄蛾全身均密被白色鳞片。体长 1.6 ～ 2.3 厘米。翅展 3.9 ～ 4.3 厘米。体翅黄白色至灰白色。前翅外缘顶角后方向内凹切，各横线色稍暗，不甚明显，端线与翅脉灰褐色，后翅较前翅色淡，边缘有鳞毛稍长。雌蛾腹部肥硕，末端钝圆；雄蛾腹部狭窄，末端稍尖。幼虫即家蚕，体色灰白至白色，胸部第 2、第 3 节稍见膨大，有皱纹。腹部第 8 节背面有一尾角。

【生境分布】 主产于江苏、浙江、四川、广东等省。

【采收加工】 多于春、秋季生产能，将感染白僵菌致死的蚕晒干或微火烘干。

【性状鉴别】 略呈圆柱形，多弯曲皱缩。长 2 ～ 5 厘米，直径 0.5 ～ 0.7 厘米。表面灰黄色，被有白色粉霜状的气生菌丝和分生孢子。头部较圆，足 8 对，体节明显，尾部略呈二分歧状。质硬而脆，易折断，断面平坦，外层白色，中间有亮棕色或亮黑色的丝腺环 4 个。气微腥。味微咸。

【炮 制】 僵蚕：淘洗后干燥，除去杂质。炒僵蚕：取净僵蚕，照麸炒法炒至表面黄色。

【性味功能】 味咸、辛，性平。有祛风定惊，化痰散结的功能。

【主治用法】 用于惊风抽搐，咽喉肿痛，颌下淋巴结炎，面神经麻痹，皮肤瘙痒。用法用量，煎剂：6 ～ 15 克。丸散：0.3 ～ 9 克。外用：适量。

【现代研究】

1. 化学成分　主要含蛋白质，脂肪。尚含多种氨基酸以及铁、锌、铜、锰、铬等微量元素。白僵蚕体表的白粉中含草酸铵。

2. 药理作用　僵蚕醇水浸出液对小鼠、家兔均有催眠、抗惊厥作用；其提取液在体内、外均有较强的抗凝作用；僵蚕粉有较好的降血糖作用；体外试验，对金黄色葡萄球菌、绿脓杆菌有轻度的抑菌作用，其醇提取物体外可抑制人体肝癌细胞的呼吸，可用于直肠瘤型息肉的治疗。

原蚕蛾

【基　源】　本品为蚕蛾科昆虫家蚕蛾的雄性全虫。

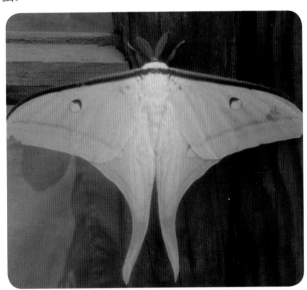

【原动物】　别名：雄蚕蛾。家蚕蛾雌雄蛾全身均密被白色鳞片。体长 1.6～2.3 厘米。翅展 3.9～4.3 厘米。头部较小。复眼 1 对，黑色，呈半圆形。口器退化，下唇须细小。触角 1 对，羽毛状，基部粗，末端渐细，雌蛾的触角灰色，较短；雄者黑色，较雌者长。前胸节和中胸节吻合，翅 2 对，均被有白色鳞片；前翅位于中胸部，呈三角形，较大，有 3 条淡暗色的横纹；后翅生于后胸，较小，略呈圆形，有 2 条较深色的平行线。足 3 对。跗节 5 节，具 1 对黑褐色的爪，有绵状毛。雌蛾腹部肥硕，末端钝圆；雄者腹部狭窄，末端稍尖。幼虫即家蚕。圆筒形，灰白色，有暗色斑纹，全体疏生黄褐色短毛，除头部外，由 13 个环节组成。头小而坚硬，有单眼，触角、唇、颚及吐丝管。前 3 节为胸部，后 10 节为腹部；前胸节甚小，

两侧有椭圆形的气门，中、后胸节膨大，外表有皱襞；胸足 3 对，腹足 4 对，尾足 1 对。第 8 腹节背面中央有尾角 1 枚。体内有丝腺，能分泌丝质，吐丝作茧。幼虫以嫩桑叶为食，经 5 龄而作茧；渐次化蛹，成蛾。蚕的发生次数，每年有一次及二次、四次等，故有一化蚕、二化蚕、四化蚕等名称，因发生时间不同，又有春蚕、夏蚕、秋蚕等分别。

【生境分布】　我国大部分地区均有出产。

【采收加工】　于秋季捕捉，以沸水烫死，晒干。

【性状鉴别】　全为雄蛾。全体呈污白色，密被白色鳞片。体长约 2 厘米，翅展约 4 厘米，头部小。复眼 1 对，黑色，半圆形。口器退化，下唇须细小。触角 1 对，黑色。胸部有翅 2 对，前翅较大，近三角形，后翅较小，近圆形。腹较狭窄，末端稍尖。药材其触角、翅等多已残缺。质脆，易碎。气微腥。

【性味功能】　味咸，性温。有补肝益肾，壮阳涩精的功能。

【主治用法】　治阳痿遗精，白浊，血淋，金疮出血，咽喉肿痛，口舌生疮，痈肿毒，冻疮，蛇伤。内服：研末，1.5～5 克；或入丸剂。外用：适量，研末撒或捣敷。

【现代研究】

1. 化学成分　蚕蛾含蛋白质及游离氨基酸，后者约有 20 种之多，但无 α-氨基异丁酸、脯氨酸及胱氨酸，又只有雌蛾有鸟氨酸。又含脂肪油。

2. 药理作用　抑 DNA 合成作用，从家蚕蛾成虫的体液中分离的一种肽，能抑制人和动物 T 细胞 DNA 的合成。促进免疫功能作用，能激活人体补体旁路途径，降低人血 HC50。

【注意】　阴虚火旺者禁服。

蚕沙

【基　源】　本品为蚕蛾科昆虫家蚕蛾幼虫的粪便。

【原动物】　别名：蚕矢、原蚕沙、晚蚕沙、原蚕屎、晚蚕矢。为蚕蛾科昆虫家蚕蛾幼虫的干燥粪便。干燥的蚕沙，呈短圆柱形小粒，长 2～5 毫米，直径 1.5～3 毫米。表面灰黑色，粗糙，有 6 条明显的纵棱及 3～4 条横向的浅纹。两端略平坦，呈六棱形。质坚而脆，遇潮湿后易散碎，微有青草气。

【生境分布】 育蚕地区皆产，以江苏、浙江、四川、湖南等地盛产。

【采收加工】 6～8月收集，以二眠到三眠时的粪便为主，收集后晒干，簸净泥土，除去轻粒及桑叶碎屑等杂质。生用。

【性状鉴别】 蚕沙呈颗粒状六棱形，长2～5毫米，直径1.5～3毫米。表面灰黑色或黑绿色，粗糙，有6条明显的纵绝及横向浅沟纹。气微，味淡。

【性味功能】 味甘、辛，性温。有祛风降湿，和中化浊的功能。

【主治用法】 治风湿痹痛，肢体不遂，风疹瘙痒，吐泻转筋，闭经，崩漏。5～15克，煎服，宜布包入煎。外用：适量。

【现代研究】

1. 化学成分 从蚕沙中分离得叶绿素衍生物：脱镁叶绿素 a 及 b，13- 羟基脱镁叶绿素及 b，10- 羟基脱镁叶绿素 a 等。

2. 药理作用 其脂溶性成分具有明显的抗血栓形成的作用。

【注意】 瘫缓筋骨不遂，由于血虚所致而无风湿之邪者，不宜用。

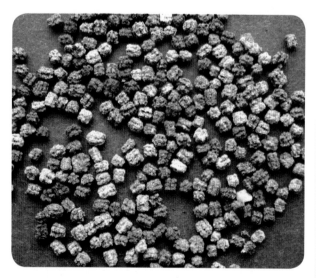

622

§ 九香虫

【基　源】 本品为蝽科昆虫九香虫的全虫。

【原动物】 别名：屁巴虫、黑兜虫、屁板虫、瓜黑蝽。全体椭圆形，长1.7～2.2厘米，宽1～1.2厘米，

体一般紫黑色，带铜色光泽，头部、前胸背板及小盾片较黑。头小，略呈三角形；复眼突出，呈卵圆形，位于近基部两侧；单眼1对，橙黄色；喙较短，触角5节，第1节较粗，圆筒形，其余4节较细长而扁，第2节长于第3节。前胸背板前狭后阔，九香虫前缘凹进，后缘略拱出，中部横直，侧角显著；表面密布细刻点，并杂有黑皱纹，前方两侧各有1相当大的眉形区，色泽幽暗，仅中部具刻点。小盾片大。翅2对，前翅为半鞘翅，棕红色，内翅为膜质，纵脉很密。足3对，后足最长，跗节3节。腹面密布细刻及皱纹，后胸腹板近前缘区有2个臭孔，位于后足基前外侧，能由此放出臭气。雄虫第9节为生殖节，其端缘弧形，中央尤为弓凸。

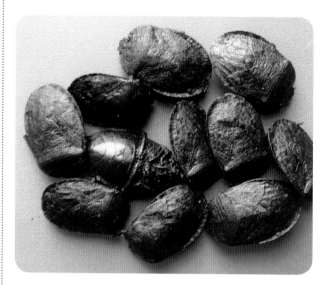

【生境分布】 此虫以成虫越冬，隐藏于石隙间。分布于云南、贵州、四川、广西等地。

【采收加工】 11月至次年3月前捕捉，置适宜容器内，用酒少许将其闷死，取出阴干。或置沸水中烫死，取出，干燥。

【性状鉴别】 本品略呈六角状扁椭圆形，长1.6～2厘米，宽约1厘米。表面棕褐色或棕黑色，略有光泽。头部小，与胸部略呈三角形，复眼突出，卵圆状，单眼1对，触角1对各5节，多已脱落。腹部棕红色至棕黑色，每节近边缘外有突起的小点。质脆，折断后腹面有浅棕色的内含物。气特异味微咸。

【炮　制】 九香虫，取原药材，除去杂质，筛去灰屑；炒九香虫，取净九香虫置锅内，用文火加热，炒至有香气逸出时，取出，放凉。

【性味功能】 味咸，性温。有理气止痛，温肾助

阳的功能。

【主治用法】 用于阳痿，腰膝酸软，尿频，脘膈气滞，胀闷疼痛。内服，煎汤，3～6克，或入丸、散。用量不宜大。

【现代研究】

1. 化学成分 全虫含脂肪，蛋白质，甲壳等。脂肪中有硬脂酸，棕榈酸，油酸。其特殊臭味来源于醛、酮成分。还含锰、镁等微量元素。

2. 药理作用 抑菌作用：九香虫对金黄色葡萄球菌、伤寒杆菌、甲型副伤寒杆菌、福氏痢疾杆菌都有较强的抗菌作用。其他作用：九香虫有促进机体新陈代谢的作用。

【注意】 凡阴虚内热者禁服。

⑤ 冬虫夏草

【基 源】 冬虫夏草为麦角菌科真菌冬虫夏草寄生在蝙蝠蛾科昆虫的子座及幼虫尸体的复合体。

【原植物】 别名：虫草，虫草，冬虫草。冬虫夏草菌菌丝侵入冬季寄生于土中蝙蝠蛾的幼虫体内，吸取其养分，使幼虫体内充满菌丝而死。夏季子囊菌的子实体从寄主幼虫的头部生出土外，常单一，或偶有2～3个，呈细长棍棒状，全长4～11厘米，顶端膨大部分为子座，下面不育柄长3～8厘米。子座近圆筒形，灰棕色，长1.5～3.5厘米，直径2～4毫米，幼时内部中间充塞，成熟后中空。柄基部留在土中与幼虫头部相连，幼虫深黄色，细长圆柱状，长3～5厘米，有20～30节，腹足8对，形似蚕。

【生境分布】 寄生在生于海拔3000～4200米高山草甸地带鳞翅目的幼虫上。分布于甘肃、青海、四川、贵州、云南、西藏等省区。

【采收加工】 6～7月间，当子座露出土面，孢子未发散时挖出，刷去泥土及虫体外层粗皮，烘干或晒干。或喷黄酒使虫体变软，整直虫体，7～8条扎成小把，再用微火烘干。

【性状鉴别】 虫体全长5～14.5厘米，分为虫体与真菌子实体相连而成。虫体似幼蚕，长2.7～4.8厘米，直径3～4毫米；表面深黄色至棕黄色，有环状皱纹20～30个，近头部环纹较细；头部红综色，有足3对，中部有足4对，较明显，尾部1对。质脆，易折断。子实体深棕色，细圆柱形，长2.5～8厘米，上部膨大部处为子座，直径2～4毫米。子座顶端有一突起，长约3毫米，为不育部分。气微腥，味微苦。

【性味功能】 味甘，性温。有补肺益肾，止喘咳，补精气，扶正抑癌，提高免疫力的功能。

【主治用法】 用于癌症晚期出现肾上腺皮质及甲状腺功能低下而呈现脾肾阳虚症症患者；用于久咳虚喘，劳嗽咯血，阳痿遗精，腰膝酸痛。用量3～9克，水煎服。阴虚火旺者，不宜单独使用。

【现代研究】

1. 化学成分 本品主要含虫草酸、虫草素、氨基酸、甾醇、甘露醇、生物碱、维生素、多糖及矿物质等。

2. 药理作用 本品能促进人体的新陈代谢，改善人体的微循环，降血脂、降血压；有增强免疫功能、抗肿瘤、抗菌、镇静、抗惊厥、降温等作用。临床上选方可用于治疗慢性阻塞性肺病、心律失常、高脂血症等。

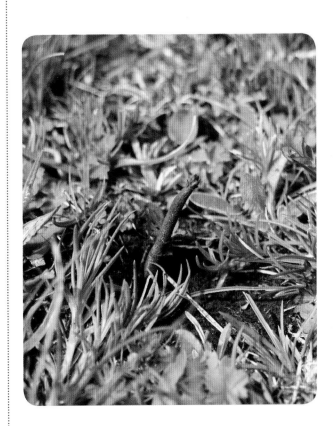

§ 斑蝥

【基　源】　本品为芜菁科昆虫南方大斑蝥或黄黑小斑蝥的干燥体。别名：花斑蝥，花壳虫。

【原动物】

1. 南方大斑蝥，又名：大斑蝥。体长 15～30 毫米，底色黑色，被黑绒毛。头部圆三角形，具粗密刻点，额中央有一条光滑纵纹。复眼大，略呈肾脏形。触角 1 对，线状，11 节，末端数节膨大呈棒状，末节基部狭于前节。前胸长稍大于阔，前端狭于后端；前胸背板密被刻点，中央具一条光滑纵纹，后缘前面中央有一凹陷，后缘稍向上翻，波曲形。小片长形，末端圆钝。鞘翅端部阔于基部，底色黑色，每翅基部各有 2 个大黄斑，个别个体中斑点缩小；翅中央前后各有一黄色波纹状横带；翅面黑色部分刻点密集，密生绒毛，黄色部分刻点及绒毛较疏。鞘翅下为 1 对透明的膜质翅，带褐色。足 3 对，有黑色长绒毛，前足和中足跗节均为 5 节；后足的跗节则为 4 节，跗节先端有 2 爪；足关节处能分泌黄色毒液，接触皮肤，能起水泡。腹面亦具黑色长绒毛。具复变态，幼虫共 6 龄，以假蛹越冬。成虫 4～5 月开始为害，7～9 月为害最烈，多群集取食大豆之花、叶，花生、茄子叶片或棉花的芽、叶、花等。我国大部分地区均有分布。

2. 黄黑小斑蝥，又名：黄斑芜青。外形与上种极相近，体小型，长 10～15 毫米。触角末节基部与前节等阔。生活习性及分布同上种。

【生境分布】主产河南、广西、安徽、四川、贵州、湖南、云南、江苏等地。以河南、广西产量较大。

【采收加工】　夏、秋二季捕捉，闷死或烫死，晒干。

【性状鉴别】

1. 南方大斑蝥：呈长圆形，长 1.5～2.5 厘米，宽

0.5～1 厘米。头及口器向下垂，有较大的复眼及触角各 1 对，触角多已脱落。背部具革质鞘翅 1 对，黑色，有 3 条黄色或棕黄色的横纹；鞘翅下面有棕褐色薄膜状透明的内翅 2 片。胸腹部乌黑色，胸部有足 3 对。有特殊的臭气。

2. 黄黑小斑蝥：体型较小，长 1～1.5 厘米。

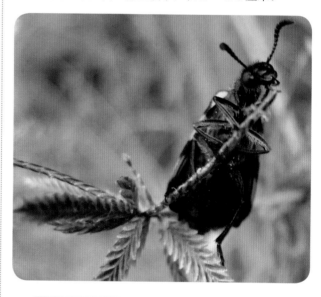

【炮　制】

生斑蝥：除去杂质。

米斑蝥：取净斑蝥与米拌炒，至米呈黄棕色，取出，除去头、翅、足。每 10 公斤斑蝥，用米 2 公斤。

【性味功能】　味辛，性热；有大毒。有破血消，功毒蚀疮，引赤发泡的功能。

【主治用法】　用于癥肿块，积年顽癣，瘰疬，赘疣，痈疽不溃，恶疮死肌。用法用量 0.03～0.06 克，炮制后多入丸散用。外用适量，研末或浸酒醋，或制油膏涂敷患处，不宜大面积用。

【现代研究】

1. 化学成分　南方大斑蝥含斑蝥素 1%～1.2%，脂

肪 12%及树脂、蚁酸、色素等。黄黑小斑蝥（台湾产者）含斑蝥素 0.97%，但亦有达 1.3%者。此外，一般斑蝥属含斑蝥素 1%～1.5%。

2. 药理作用 发泡作用，抗肿瘤作用，雌激素样作用。

蜘蛛

【基　源】 本品为圆蛛科动物大腹圆蛛的全体。

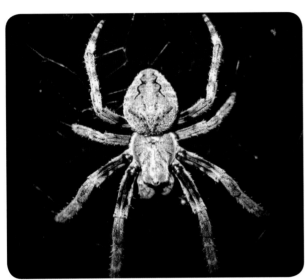

【原动物】 别名：次蠢、蛛蝥、社公、网虫、扁蛛、圆蛛、癞癞蛛、蛛蛛。大腹圆蛛，雌性体长约 30 毫米，雄性约 15 毫米。头胸部短于腹部，皆黑褐色。头胸部梨形，扁平，有小白毛，8 眼分聚于 3 归丘，前缘中央眼丘上有 4 眼，两侧眼丘各 2 眼。螯肢强壮，有 7 枚小齿。步足强大，多刺，肯深色环带。腹部近圆表而较大，肩部隆起，背面中央有清晰的叶状斑带，沿中线有 8 对细小圆斑。腹部有 1 对白斑。生殖大厣黑色，呈舌状体，纺缍形。

【生境分布】 多栖息于屋檐、墙角和树间，结车轮状网，傍晚及夜间活动，以昆虫为食。遍布于我国各地，是最常见的蜘蛛。

【采收加工】 夏、秋季捕捉，入沸水烫死，晒干或烘干。

【性状鉴别】 全体呈圆形或椭圆形，头胸部赤褐色，边缘黑色。腹部黄褐色，有明显的黑色叶状斑纹，有 2 对黑以的肌斑。腹部前端中央有黄以或红色斑点，腹部下面灰黄色。纺器黑褐色。步足黄褐色或黑褐色，有赤褐色或黑褐色环纹，附肢 6 对，常残缺。体轻，质脆。气微，味微苦、咸。

【炮　制】 《雷公炮炙论》：凡用，去头，足了，研如膏，投入药中用。《圣惠方》：去足及口，炙令焦，细研。现行，取原药材，除去杂质。

【性味功能】 味苦，性寒；有毒。有祛风，消肿，解毒，散结的功能。

【主治用法】 用于狐疝偏坠，口噤，疳积，喉风肿闭，牙疳，聤耳，痈肿疔毒，瘰疬，恶疮，痔漏，脱肛，蛇虫咬伤。内服：研末，0.3～1 克；浸酒或入丸、散。不入汤剂。外用：适量，捣敷、绞汁涂；研末撒或调敷。

【应　用】

1. 鼻息肉：蜘蛛、红糖各适量，共捣烂，涂鼻瘜肉上。

2. 慢性睾丸炎，疝气：蜘蛛（新瓦焙黄）研粉，肉桂各 1 钱，每次 0.5～1 克，开水送服，日服 2～3 次。

3. 小儿疳积：活蜘蛛 1 个，鸡蛋 1 个顶端打一小洞塞入蜘蛛，棉纸封固，再用黄泥包围，放入炭火中烧熟去泥，先服蜘蛛，后服鸡蛋，每 3 天服一个。

4. 淋巴结核：活蜘蛛、活蜈蚣各数只，菜油浸泡 20 余天，外擦患处。

5. 癣：活蜘蛛压破，涂患处。

6. 狐臭：活蜘蛛数只，黄泥包，烧存性去泥研粉，加入密陀僧或轻粉适量，扑擦腋部，每日 2～3 次。

全蝎

【基　源】 本品为钳蝎科动物东亚钳蝎的干燥体。

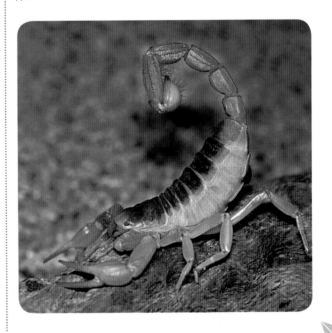

【原动物】 别名：钳蝎、全虫、蝎子。东亚钳蝎，体长约60毫米，躯干（头胸部和前腹部）为绿褐色，尾（后腹部）为土黄色。头胸部背甲梯形。侧眼3对。胸板三角形，螯肢的钳状上肢有2齿。触肢钳状，上下肢内侧有12行颗粒斜列。第3、第4对步足胫节有距，各步足跗节末端有2爪和1距。前腹部的前背板上有5条隆脊线。生殖厣由2个半圆形甲片组成。栉状器有16～25枚齿。后腹部的前4节各有10条隆脊线，第5节权有5条，第6节的毒针下方无距。

【生境分布】 生活于阴暗潮湿处。主产于河南、山东、湖北、安徽等地。

【采收加工】 春末至秋初捕捉，除去泥沙，置沸水或沸盐水中，煮至全身僵硬，捞出，置通风处，阴干。

【性状鉴别】 本品头胸部与前腹部呈扁平长椭圆形，后腹部呈尾状，皱缩弯曲，完整者体长约6厘米。头胸部呈绿褐色，前面有1对短小的螯肢及1对较长大的钳状脚须，形似蟹螯，背面覆有梯形背甲，腹面有足4对，均为7节，末端各具2爪钩；前腹部由7节组成，第七节色深，背甲上有5条隆脊线。背面绿褐色，后腹部棕黄色，6节，节上均有纵沟，末节有锐钩状毒刺，毒刺下方无距。气微腥，味咸。

【炮　制】

全蝎：取原药材，除去杂质洗净或漂洗，干燥。

酒全蝎：取净全蝎，用酒洗后，干燥。

【性味功能】 味辛，性平；有毒。有息风镇痉，攻毒散结，通络止痛的功能。

【主治用法】 用于小儿惊风，抽搐痉挛，中风口歪，半身不遂，破伤风，风湿顽痹，偏正头痛，疮疡，瘰疬。用法用量，内服：煎汤，2～5克；研末入丸、散，每次0.5～1克。外用：适量。

【现代研究】

1. 化学成分　本品主要含蝎毒素。另含三甲胺、牛磺酸、甜菜碱、胆甾醇、卵磷脂、甘油脂、棕榈酸、硬脂酸、铵盐及10多种氨基酸等。

2. 药理作用　本品有明显的抗癫痫作用；有抗惊厥、抗凝以及镇痛作用。其水、醇提物分别对人体肝癌和结肠癌细胞有抑制作用。

9 水蛭

【基　源】 本品为水蛭科动物蚂蟥、水蛭或柳叶蚂蟥的干燥全体。

【原动物】 别名：蚂蟥。体长稍扁，体长约2～2.5厘米，宽约2～3毫米。背面绿中带黑，有5条黄色纵线，腹面平坦，灰绿色，无杂色斑，整体环纹显著，体节由5环组成，每环宽度相似。当吸着动物体时，用此颚片向皮肤钻进，吸取血液，由咽经食道而贮存于整个消化道和盲囊中。身体各节均有排泄孔，开口于腹侧。雌雄生殖孔相距4环，各开口于环与环之间。前吸盘较易见，后吸盘更显著，吸附力也强。

【生境分布】 全国大部地区的湖泊、池塘以及水田中均有生产，以有机质丰富的池塘或无污染的小河中最多。

【采收加工】 夏、秋捕捉。捕得后洗净，先用石灰或酒闷死，然后晒干或焙干。

【性状鉴别】 扁长圆形，体长2～5厘米，宽2～3毫米。腹面稍高，体多弯曲扭转。商品通常用线穿起，多数密集成团。全体黑棕色亦由多数环节构成。折断面不平坦，无光泽。

【炮　制】 净制，用石灰或酒闷死，然后晒干或焙干。

【性味功能】 味咸、苦，性平；有小毒。有破血痛经，逐瘀消癥的功能。

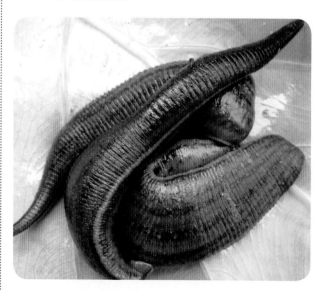

【主治用法】 用于治疗血瘀经闭，症瘕积聚，铁打损伤，心腹疼痛等。用法用量　煎服，1.5～3克；研末服，

0.3～0.5克。

【现代研究】

1. 化学成分 本品主要含蛋白质，新鲜水蛭唾液中含有水蛭素，还含有有组胺样物质、肝素及抗血栓素等。

2. 药理作用 本品有抗凝血作用；能改善微循环作用；具有抗早孕作用。

蚂蚁

【基　源】 本品为蚁科动物丝光褐林蚁及拟黑多翅蚁等多种无毒蚂蚁的全体。

【原动物】

1. 丝光褐林蚁，工蚁体长约13毫米。全体漆黑，平滑有光泽，头圆三角形。复眼1对，椭圆形，单眼3个，品字排列。触角屈膝状，12节。前胸背板甚发达，中胞背析较小。足3对，胸部和腹部相接处缩小成细柄状。有向上的鳞片1枚；腹部5节。兵蚁与工蚁相似。雌蚁与雄蚁相似，均有翅，触角细长，不呈屈膝状。幼虫头胸部细小，腹部较宽，体黄白色，无足，蛹白色。

2. 拟黑多翅蚁，体形较丝光褐林蚁小，工蚁体长约6毫米，雄蚁体长6～7毫米，雌蚁体长7～9毫米。

【生境分布】 营群体生活，常筑巢于地下。广泛分布于全国各地。

【采收加工】 采收时间应在婚飞之前进行。尽量选择阴雨天，在蚁群大部分归巢、数量集中时进行。要连蚂蚁带土背入布袋中带走。然后过筛而取成蚁置于60℃水中迅速处死，晾干。

【性状鉴别】

1. 丝光褐林蚁，体长13毫米左右，黑色，平滑，有光泽。前胸背板基发达，中胸背板较小，柄腹有1枚向上的鳞片。质脆，易碎，常有头足缺损，舔之有酸味。

2. 拟黑多翅蚁，体长4～5毫米，黑色，胸部两侧有刺。质脆，易碎，常有头足缺损，舔之有酸味。

【性味功能】 味咸、酸，性平。有补肾益精，通经活络，解毒消肿的功能。

【主治用法】 用于肾虚头昏耳鸣，失眠多梦，阳痿遗精，风湿痹痛，中风偏瘫，手足麻木，红斑性狼疮，硬皮病，皮肌炎，痈肿疔疮，毒蛇咬伤。内服：研末，2～5克；或入丸剂；或浸酒饮。外用：适量，捣烂涂敷。

627

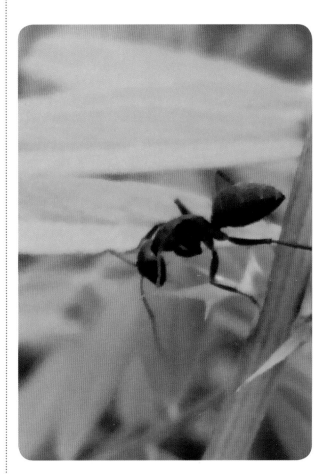

蚱蝉

【基　源】　本品为蝉科昆虫黑蚱的全虫。

【原动物】　别名：蜩、鸣蜩、蝒、马蜩、螗、鸣蝉、秋蝉、蜘蟟、炸蟟。雄虫体长而宽大，长4.4～4.8厘米，翅展12.5厘米，雌虫稍短；黑色，有光泽。头部横宽，中央向下凹陷，颜面顶端及侧缘淡黄褐色。复眼1对，大而横宽，呈淡黄褐色；单眼3个，位于复眼中央，排列呈三角形。触角短小，位于复眼前方。前胸背板两侧边缘略扩大，中胸背板有2个隐约的中央线状淡赤褐色的锥形斑。翅2对，透明有反光，翅脉显明，前缘淡黄褐色，翅基室1/3为黑色，亚前缘室呈黑色，并有一淡黄褐色斑点。后翅基部2/5为黑色。雄虫具鸣器，雌虫则无。足3对，淡黄褐色，腿节上的条纹、胫节基部及端部均黑色。腹部各节黑色，末端略尖，呈钝角。雄虫腹盖发达，不及腹部的一半，外缘呈弧形隆起；腹盖的外缘与后缘、各腹节的后缘以及分布在腹面分散的点，均为淡黄褐色。雌虫腹盖不发达，产卵器显著。生活史长，一个世代要经12～13年。若虫进入土内，吸取树根汁液，经几次蜕皮羽化为成虫。

【生境分布】　成虫多栖于柳、枫杨及苹果、梨、桃、杏等阔叶树木上。全国大部分地区均有分布。

【采收加工】　6～7月间捕捉，捕得后蒸死，晒干。

【性状鉴别】　本品呈长圆形，长4～4.5厘米，宽1.8～2厘米。表面大部分黑色，腹面各部边缘呈淡黄褐色，有光泽。头部宽扁，复眼1对，椭圆状球形，黄褐色，半透明。胸背部具膜质翅，透明，翅脉淡黄褐色，多已破碎。胸腹部上端具足3对，多断落。雄虫下端有1对心形鸣器，雌虫无鸣器，腹部较小，有产卵器。尾端呈三角形

钝尖，背部和腹部具环节。体轻，质脆。气微腥，味淡。

【炮　制】　取原药材，除去杂质，筛去灰屑。

【性味功能】　味咸、甘，性寒。有清热，息风，定惊，除疳的功能。

【主治用法】　治小儿发热，惊风抽搐，癫痫，夜啼，偏头痛。煎服，1～3个；或入丸、散。

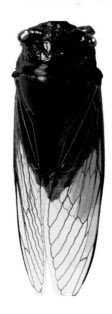

【应　用】

1. 小儿风热惊悸：蚱蝉半两（去翅、足，微炒），茯神半两，龙齿1克（细研），麦门冬15克（去心，焙），人参1克（去芦头），钩藤1克，牛黄6克（细研），蛇蜕皮五寸（烧灰），杏仁0.6克（汤浸，去皮、尖、双仁，麸炒微黄）。捣罗为散。每服以新汲水调下半钱，量儿大小，加减服之。

2. 小儿初生百日内发痫：蚱蝉（煅）、赤芍药各1克，黄芩0.6克。为末。水一小盏，煎至1.5克，去滓服（《普济方》蚱蝉散）。

§ 蝉蜕

【基　源】　本品为蝉科昆虫黑蚱的幼虫羽化时脱落的皮壳。

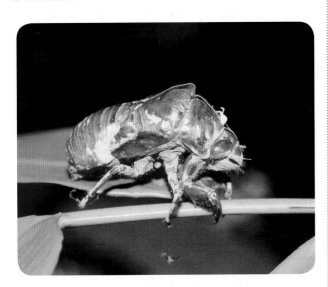

【药材形态】　别名：蝉衣、蝉壳、知了皮、金牛儿。全形似蝉而中空，稍弯曲。表面呈茶棕色，半透明，有光泽，被黑棕色或黄棕色细毛。头部触角 1 对，呈丝状，多已断落；复眼突出，透明；额部突出；上唇宽短，下唇延长成管状。胸的背面纵裂或呈十字形纵横裂开；左右具小翅两对，前对较长，后对较短；腹面足 3 对，前足腿节及胫节先端具锯齿，肘节先端有 2 个小刺，齿刺皆呈黑棕色；中足及后足均细长。腹部扁圆；共分 9 节，尾端呈三角状钝尖。

【生境分布】　栖于杨、柳、榆、槐、枫杨等树上。主要产于山东、河南、河北、湖北、江苏、四川等地。

【采收加工】　夏、秋二季收集，除去泥沙，晒干。

【性状鉴别】　本品略呈椭圆形而弯曲。表面黄棕色，半透明，有光泽。

【炮　制】　除去杂质，洗净，晒干。

【性味功能】　味甘，性寒。有散风除热，利咽，透疹，退翳，解痉的功能。

【主治用法】　用于风热感冒，咽痛，麻疹不透，风疹瘙痒，目赤翳障，惊风抽搐等。用法用量，煎汤，3 ～ 10 克；或入丸、散。外用：煎水洗或研末调敷。

§ 蜣螂

【基　源】　本品为金龟子科昆虫屎蛒螂的干燥虫体。

【原动物】　全体黑色，稍带光泽。雄虫体长 3.3 ～ 3.8 厘米，雌虫略小。雄虫头部前方呈扇面状，表面有鱼鳞状皱纹，中央有一基部大而向上逐渐尖细并略呈方形的角突；其后方之两侧有复眼，复眼间有一光亮无皱纹的狭带。前胸背板密布匀称的小圆突，中部有横形隆脊，隆脊中段微向前曲成钝角状，两侧端各有齿状角突 1 枚，在齿突前下方有一浅凹，其底部光滑无小圆突，浅凹外侧有一较深的凹，底部小圆突十分模糊或缺如；小盾片不可见；前翅为鞘翅，相当隆起，满布致密皱形刻纹，各方有 7 条易辨的纵线；后翅膜质，黄色或黄棕色。口部、胸部下方，有很多褐红色或褐黄色纤毛，中后足跗节两侧有成列的褐红色毛刺。雌虫外形与雄虫很相似，惟头部中央不呈角状突而为后面平、前面扁圆形的隆起，顶端呈一横脊；前胸背板横形隆脊近似直线，两侧端不呈齿状突角，且只有外侧的深凹，明显可见。

【生境分布】　栖息在牛粪堆、人屎堆中，主要分布于江苏、浙江、河北、湖北等地。

【采收加工】　夏、秋季晚上用灯光诱捕，或牛粪堆上捕取，捕得后，用开水烫死，晒干或烘干。

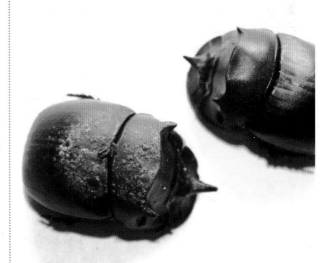

【性状鉴别】　虫体呈椭圆形，长 3 ～ 4 厘米，宽 1.8 ～ 3 厘米，黑褐色，有光泽。雄虫较雌虫稍大，头部前方呈扇面形，易脱落，中央具角突 1 支，长约 6 毫米。前胸背板呈宽关月形，顶部有横形隆脊，两侧各有角突 1

枚，后胸约占体长的 1/2，为翅覆盖。雌虫头部中央及前胸背板横形隆脊的两侧无角状突。前翅革质，黑褐色，有 7 条纵向平行的纹理，后翅膜质，黄色或黄棕色。足 3 对，体质坚硬。有臭气。

【性味功能】 味咸，性寒；有小毒。有破瘀镇惊，泻下攻毒的功能。

【主治用法】 用量用法 1.5～3 克，煎服，或入丸、散。外用研末，调敷或捣敷。

【现代研究】

1. 化学成分 含有毒成分约 1%（蜣螂毒素）；有效成分能溶于水、乙醇及氯仿，但不溶于乙醚。100℃加热，经 30 分钟也被破坏。

2. 药理作用 有抗癌作用。对实体瘤如 W256 及 P388 癌瘤有较高活性，对淋巴白血病具有边缘活性。

【应　　用】

1. 小儿惊风，不拘急慢：蜣螂 1 枚，杵烂，以水 1 小盏，于百沸汤中烫热，去滓饮用。

2. 小便血淋：蜣螂研水服。

3. 小儿重舌：烧蜣螂末和唾敷舌上。

4. 大肠脱肛：蜣螂烧存性，为末，入冰片研匀，掺肛上，托之即入。

【注意】 孕妇忌服。

⑨ 蝼蛄

【基　　源】 本品为蝼蛄科昆虫华北蝼蛄（北方蝼蛄）和非洲蝼蛄（南方蝼蛄）的虫体。

【原动物】 别名：土狗、拉拉狗、拉蛄、地蛄牛、梧鼠。蝼蛄体长圆形，淡黄褐色或暗褐色，全身密被短小软毛。雌虫体长约 3 厘米，雄虫略小。头圆锥杉，前尖后钝，头的大部分被前胸板盖住。触角丝状，长度可达前胸的后缘，第 1 节膨大，第 2 节以下较细。复眼 1 对，卵形，黄褐色；复眼内侧的后方有较明显的单眼 3 个。口器发达，咀嚼式。前胸背板坚硬膨大，呈卵形，背中央有 1 条下陷的纵沟，长约 5 毫米。翅 2 对，前翅革质，较短，黄褐色，仅　达腹部中央，略呈三角形；后翅大，膜质透明，淡黄色，翅脉网状，静止时蜷缩折叠如尾状，超出腹部。足 3 对，前足特别发达，基节大，圆形，腿节发大而略扁，胫节扁阔而坚硬，尖端有锐利的扁齿 4 枚，上面 2 个齿较大，且可活动，因而形成开掘足，适于挖掘洞穴隧道之用。后足

腿节大，在胫节背侧内缘有 3～4 个能活动的刺，腹部纺锤形，背面棕褐色，腹面色较淡，呈黄褐色，末端 2 节的背面两侧有弯向内方的刚毛，最末节上生尾毛 2 根，伸出体外。生活于潮湿温暖的沙质土壤中，特别是在大量施过有机质肥料的地中更多。春、秋两季，最为活动，常在晚间出动开掘土面成纵横隧道，白天隐伏洞中。趋光性强，能飞翔。

【生境分布】 生长于潮湿温暖的沙质土壤中，特别是在大量施过有机质肥料的地中更多。前者分布于华北；后者分布于江苏、浙江、广东、福建。

【采收加工】 夏、秋间捕捉。捕得后用沸水烫死，晒干或烘干。

【炮　　制】 拣净杂质，除去翅足，或焙至黄褐色用。

【性味功能】 味咸，性寒。有利水消肿的功能。

【主治用法】 用于头身浮肿，大腹水肿，石淋。煎服，5～9 克，研末服每次 3～5 克。外用：适量。

【现代研究】

1. 化学成分 蝼蛄机体组织中含 15 种氨基酸，主要有精氨酸，胱氨酸，组氨酸，赖氨酸，牛磺酸），谷氨酸及微量的亮氨酸等。

2. 药理作用 蝼蛄粉混悬液灌胃，对家兔不能证实其利尿作用。用蝼蛄粉末长期喂兔和小鼠，未见中毒现象。

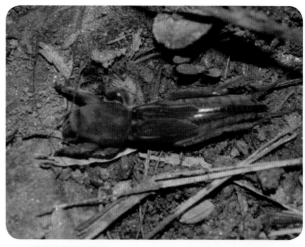

【应　　用】

1. 水肿：蝼蛄（去头、爪、翼），置锅内文火焙焦，研为细末，每次 2 克，每日 2 次，开水或米汤送服，5～7 日为 1 个疗程。

2. 小儿脐尿管未闭：与甘草研末撒。

3. 疖肿、蜂窝组织炎：用鲜蝼蛄与红糖捣烂，加少量防腐剂。外敷患处，每日换药1次，一般3～5次即愈。

4. 尿路结石：蝼蛄2只焙黄，研末服，每日2次。

§ 䗪虫

【基　源】　本品为鳖蠊科昆虫地鳖或冀地鳖的雌虫干燥体。

【原 动 物】　别名：地鳖虫、地乌龟、土鳖虫。

1. 地鳖：雌雄异形，雄虫有翅，雌虫无翅。雌虫长约3厘米，体上下扁平，黑色而带光泽。头小，向腹面弯曲。口器咀嚼式，大颚坚硬。复眼发达，肾形；单眼2个。触角丝状，长而多节。前胸盾状，前狭后阔，盖子头上。雄虫前胸呈波状纹，有缺刻，具翅2对。

2. 冀地鳖：雌虫体宽卵圆形，较地鳖宽。虫体表面暗黑色，无光泽，不如地鳖光亮。体背较地鳖扁。前胸背板前缘及身体周围具红褐色或黄褐色边缘。体背面有密集的小颗粒状突起，无翅。雄虫有翅，体灰黑色，除前胸背板前缘处有明显的淡色宽边外，身体其他部分无细碎斑纹。

【生境分布】　栖息于阴暗潮湿，有机质丰富，偏碱性的疏松土层中。全国大部分地区均有分布。

【采收加工】　于夏季采收。过筛，筛去窝泥，拣出杂物，留下虫体，可晒干或烘干。

【性状鉴别】　本品呈卵圆形而扁平，长2～3厘米，宽1～2厘米。头部一端较窄；尾部较宽；背面紫黑色，呈甲壳状，为9个横节覆瓦状排列而成。腹面深棕色，有光泽，可见小形的头部，棕黑色；触角1对，多已脱落。胸部足3对，弯曲，腹部隆起，有弯曲的节，尾节较宽而略尖。质松脆，易破碎，腹内有灰黑色物质，气腥臭，味微咸。以完整、油润光泽、无泥为佳。

【炮　制】　土鳖虫：取原药材，除去杂质，洗净，或筛去灰屑，干燥。

炒土鳖虫：取净土鳖虫置锅内，用文火加热，炒至微焦，取出放凉。

【性味功能】　味咸，性寒；有小毒。有破瘀血，续筋骨的功能。

【主治用法】　用于筋骨折伤，瘀血经闭，症瘕痞块。用法用量：煎服，3～10克；研末服，1～1.5克，黄酒送服。外用适量。

【现代研究】

1. 化学成分　本品主要成分为谷氨酸等17种氨基酸和砷等28种多种微量元素以及甾醇和直链脂肪族化合物。

2. 药理作用　本品提取液及水提醇沉液分别有抗血栓形成和溶解血栓的作用；提取物可抑制血小板聚集和黏附率，减少聚集数；总生物碱可提高心肌和脑对缺血的耐受力，并降低心、脑组织的耗氧量；水煎液具有调脂作用，能延缓动脉粥样硬化的形成；提取物可抑制D-半乳糖所致的肝损害而有保肝作用。

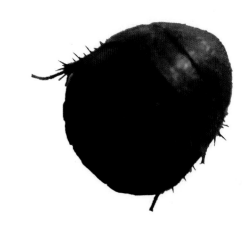

§ 蟋蟀

【基　源】　本品为蟋蟀科昆虫蟋蟀的干燥虫体。

【原 动 物】　别名：蛬孙、促织、吟蛩、将军、屈屈、蛆蛆、叫鸡、唧唧、斗鸡、蛐蛐、夜鸣虫。蟋蟀多数中小型，少数大型。黄褐色至黑褐色。头圆，胸宽，丝状触角细长易断。咀嚼式口腔。有的大颚发达，强于咬斗。前足和中足相似并同长；后足发达，善跳跃；尾须较长。前足胫节上的听器，外侧大于内侧。雄性喜鸣、好斗，有互相残杀现象。雄虫前翅上有发音器，由翅脉上的刮片、摩擦脉和发音镜组成。前翅举起，左右摩擦，从而震动发音镜，发出音调。雌性个体较大，针状或矛状的产卵管裸出，翅小。雄性蟋蟀相互格斗是为了争夺食物、巩固自己的领地和占有雌性。

【生境分布】　常栖息于地表、砖石下、土穴中、草丛间。分布于江苏、上海、浙江、河北等地。

【采收加工】　8～9月捕捉。捕得后，用沸水烫死，晒干或焙干。

【性状鉴别】　全体呈长圆形，黑色，长1.5～2.2

厘米，宽约 5 毫米。头略呈三角形；复眼 1 对，椭圆形，长径 1 毫米，触角 1 对多脱落。前胸背板略呈长方形，中后胸被翅所遮盖，后胸末端有尾毛 1 对，长 1 ～ 3 毫米。雌虫在尾毛之间有一产卵管，长约 1 厘米。胸足 3 对，多脱落。气臭，味咸。

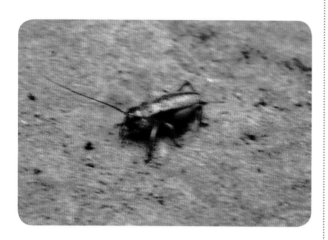

【炮　制】　取原药材，除去杂质及灰屑。

【性味功能】　味辛、咸，性温。有利尿消肿的功能。

【主治用法】　用于水肿，小便不通，尿路结石，肝硬化腹水。内服：煎汤，4 ～ 6 只；研末，1 ～ 3 只。外用：适量，研末敷。

【现代研究】

1. 化学成分　蟋蟀含 4.86% 总脂肪酸，其中棕榈酸占 22.36%，硬脂酸 5.97%，油酸 29.32%，亚油酸 24.20%，亚麻酸 2.88% 及其他未鉴定的酸 15.24%。

2. 药理作用　有退热作用，并能扩张血管，降低血压。

【注意】　孕妇禁服。

虻虫

【基　源】　本品为虻科昆虫复带虻或同属昆虫的雌性干燥虫体。

【原动物】　别名：牛虻虫、炒虻虫。复带虻雌虻体长 13 ～ 17 毫米，黄绿色。复眼大型，无细毛，中部有 1 条细窄的黑色横带。额黄色或略带浅灰；头顶被有短毛。触角黄色，第 3 节肥大，基部具有粗钝的背突。唇基和颊黄灰色。下颚须第 2 节浅黄色，被有白色并杂有黑色的短毛。中胸背板、侧板、腹板灰黄色，被有黄色短毛并杂有黑色和黄灰色长毛，翅透明无斑，平衡棒黄色。足 3 对，中、后足的股节基部 1/3 处灰色；前足跗节及前足胫

节端部黑色；中、后足跗节的端部黑褐色。腹部暗黄灰色；第 1 ～ 3 或 1 ～ 4 腹节背板两侧有大的黄色斑点，中间有暗黄色纵带，宽为腹部宽度的 1/4 ～ 1/3。腹部被有稠密的黄色或黄灰色短毛，有时夹杂有黑色短毛。腹面灰色，第 1 ～ 2 或第 1 ～ 3 腹板的两侧黄色。雄虻形状相似，但体较小，复眼被有纤细的灰色短毛。雌虻吸食牛、马、驴等家畜血液；雄虻不吸血，只吸食植物的汁液。

【生境分布】　平常居于草丛及树林中。主要分布于广西、四川、浙江、江苏、山西等地。

【采收加工】　6 ～ 8 月间捕捉，沸水烫或稍蒸，晒干，或用线串起晒干。

【性味功能】　味苦，微寒；有小毒。有破血逐瘀，通经消癥的功能。

【主治用法】　用于血滞经闭，癥瘕，蓄血症，扑损瘀痛。内服，煎汤，1.5 ～ 3 克，研末 0.3 ～ 0.6 克，或入丸、散。孕妇忌服。

【应　用】

1. 血运血结，或聚于胸中，或偏于少腹，或运于胁肋：炒虻虫、没药各 3 克，炒水蛭 6 克。麝香少许。为细末，用当归、川芎各 60 克，熟地黄、芍药、鬼箭羽、红花、延胡索各 30 克。为粗末，每服 15 克，煎汤调服。

2. 腕折瘀血：虻虫 20 枚，牡丹 30 克。上 2 味，治下筛，酒服 3 克，血化为水。

3. 肿毒：虻虫、松香等分。为末，置膏药中贴患处。方中虻虫破血逐瘀，通经消癥，为君药。

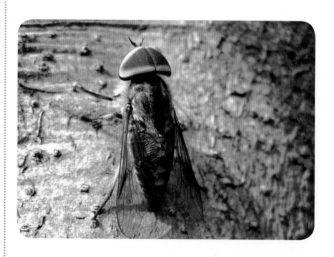

蟾蜍

【基　源】　本品为蟾蜍科动物中华大蟾蜍或黑眶蟾蜍的全体。

【原动物】　别名：蟾、癞虾蟆、石蚌、癞蛤蟆、癞格宝、癞巴子、癞蛤蚆、蚧蛤蟆、蚧巴子。

1. 中华大蟾蜍：体粗壮，长约10厘米以上，雄者较小。全体皮肤极粗糙，除头顶较平滑外，其余部分，均满布大小不同的圆形瘰疣。头宽大，口阔，吻端圆，吻棱显著。口内无锄骨齿，上下颌亦无齿。近吻端有小形鼻孔1对。眼大而凸出，后方有圆形的鼓膜。头顶部两侧各有大而长的耳后腺。躯体短而宽。在生殖季节，雄性背面多为黑绿色，体侧有浅色的斑纹；雌性背面色较浅，瘰疣乳黄色，有时自眼后沿体侧有斜行的黑色纵斑；腹面不光滑，乳黄色，有棕色或黑色的细花斑。前肢长而粗壮，指趾略扁，指侧微有缘膜而无蹼；指长顺序为3、1、4、2；指关节下瘤多成对，掌突2，外侧者大。后肢粗壮而短，胫跗关节前达肩部，趾侧有缘膜，蹼尚发达，内跖突形长而大，外跖突小而圆。雄性前肢内侧3指有黑婚垫，无声囊。体长79～120毫米。

2. 黑眶蟾蜍：属蟾蜍科，体型大，可达10厘米。由吻端沿着眼鼻线，经眼眶间达鼓膜上缘有一明颗黑眶，所以叫黑眶蟾蜍，眼后有一明显毒腺。体色会随环境变化，通常为暗黄褐色，有深色斑纹，腹面黄色或浅灰色。无背侧褶，前肢末端膨大。身体外表粗糙，布满大大小小的黑色腺性颗粒突起，和同属的盘谷蟾蜍的区别在于盘谷蟾蜍头部背无隆起棱。

【生境分布】　华大蟾蜍生活在泥土中或栖居在石下或草间，夜出觅食。分布于东北、华北、华东、华中及陕西、甘肃、青海、四川、贵州等地。黑眶蟾蜍栖息于潮湿草丛，夜间或雨后常见。捕食多种有害昆虫和其他小动物。分布于浙江、江西、福建、台湾、湖南、广东、广西、四川、贵州、云南等地。多为野生品种。

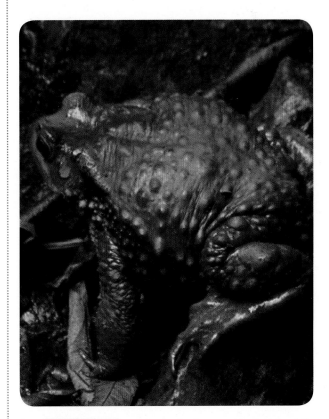

【采收加工】　每年夏、秋季(5～8月)为取酥季节。将捕获到的蟾蜍用水洗净体表，晾干。用金属夹从耳后腺及身体上的大小疣粒取酥，每只可取0.05～0.06克鲜浆。

【性状鉴别】　全体拘挛抽皱纵向有棱角，四足伸缩不一，表面灰绿色或绿棕色。除去内脏的腹腔内面为灰黄色，可见到骨骼及皮膜。气微腥，味辛。以个大、身干、完整者为佳。

【炮　制】

蟾蜍：刷去灰屑泥土，剪去头爪，切成方块。

炙干蟾：将铁砂倒入锅内烧热，取切好的干蟾放入拌炒，至微焦发泡时取出，筛去铁砂，放冷。民间有以活蟾蜍，用黄泥涂裹，放火灰中煨存性后，研细入药者。

【性味功能】　味辛，性凉；有毒。有解毒散结，消积利水，杀虫消疳的功能。

【主治用法】　治痢疽，疔疮，发背，瘰疬，恶疮，症瘕癖积，膨胀，水肿，小儿疳积，破伤风，慢性咳喘。外用：适量，烧存性研末敷或调涂；或活蟾蜍捣敷。内服：煎汤，1只；或入丸、散，1～3克。

【现代研究】

1. 化学成分　耳腺分泌物中的挥发性成分含壬酸，癸酸，少量正十八烷，正十九烷，正三十烷，二十一烷，十八碳二烯酸。

2. 药理作用　蟾蜍制剂可增强心肌收缩力，增加心搏出量，减低心率并消除水肿与呼吸困难，类洋地黄样作用；升压作用，本品繁荣昌盛压作用迅速而平稳，维持时间长且能使肾、脑、冠脉血流量增加，优于肾上腺素缩血管药；抗肿瘤作用，蟾蜍制剂具有增高小鼠脾脏溶血空斑形成细胞（PEC）活性率，促进巨噬细胞功能及增高清溶菌酶浓度等作用，另外蟾蜍对免疫系统及循环系统等方面也有作用。

§ 蟾酥

【基　源】　本品为蟾蜍科动物中华大蟾蜍或黑眶蟾蜍的干燥分泌物。

【性状鉴别】　别名：蛤蟆酥，蛤蟆浆，癞蛤蟆酥。呈扁圆形团块状或片状。棕褐色或红棕色。团块状质坚，不易折断，断面棕褐色，角质状，微有光泽；片状质脆，易碎，断面红棕色，半透明，气微腥，味初甜而后持久的麻辣感，粉末嗅之作嚏。

【炮　制】　蟾酥粉：取蟾酥，捣碎，加白酒浸渍，时常搅动至呈稠膏状，干燥，粉碎。每10公斤蟾酥，用白酒20公斤。

【性味功能】　味甘辛，性温；有毒。有解毒、散肿、止痛的功能。

【主治用法】　治发背、疔疮、痈毒、咽喉肿痛、龋齿牙痛等症。用法用量，入丸散，每次0.015～0.03克。外用适量。

【现代研究】

1. 化学成分　强心甾体化合物为结构类似强心甙而有毒性的蟾毒配基类化合物，已知有10余种，大多是干燥加工过程中的分解产物；另含洋地黄毒甙元、沙门甙元等；另含吲哚类生物碱，主要有蟾酥碱、蟾酥甲碱、去氢蟾酥碱、蟾酥硫碱及5-羟色胺等；此外，含有甾醇类、肾上腺素及多种氨基酸。

2. 药理作用　强心作用，在短暂的降压之后引起血压升高，局麻作用，抗肿瘤与抗辐射作用，抗炎作用。

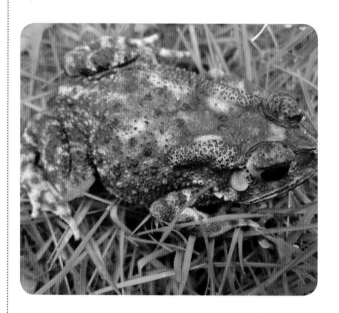

§ 蛤士蟆油

【基　源】　本品为蛙科动物中国林蛙或黑龙江林蛙雌性的干燥输卵管。

【性状鉴别】　别名：田鸡油，哈什蟆油，蛤蟆油。雌蛙体长70～90毫米；头较扁平，长宽相等或略宽；吻端钝圆，略突出于下颌，吻棱较明显；鼻孔位于吻、眼之间，眼间距大于鼻间距；鼓膜显著，明显大于眼径之半，犁骨齿两短斜行，位于内鼻孔内侧。前肢较短，指端圆，指较细长；关节下瘤、指基下瘤及内外掌突均较显著。后肢长，胫跗关节前达眼或略超过，左右跟部明显重迭，胫长超过体长之半，足与胫等长或略长；趾端钝圆；趾细长，第4趾最长，蹼发达，外侧趾间具蹼而不发达；关节下瘤小而明显，内跖突窄长，外跖突小而圆。皮肤上多细小痣粒，口角后端颌腺明显，背侧褶在颞部不平直而成曲折状，在鼓膜上方侧褶略斜向外侧，随即又折向中线，再向后延伸达胯部；两侧褶间有少数分散的疣粒，在肩部有排成"人"形者；腹面皮肤光滑。跗褶2。两眼间深色横纹及鼓膜处三角斑清晰，背面与体侧有分散的黑斑点，一般都在疣粒上；四肢横斑清晰；腹面灰色斑点颇多。雄蛙前肢较粗壮，第1指上灰色婚垫极发达；有一对咽侧下内声囊。

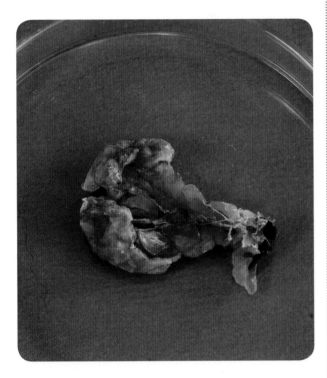

【生境分布】 营陆地生活，栖息在山坡、树林、农田、草丛中，以潮湿的山林背坡居多。分布于东北、华北及陕西、甘肃、青海、新疆、山东、江苏、湖北、湖南、四川、西藏等地。

【采收加工】 雌蛙的输卵管，经采制。干燥。

【药材性状】 呈不规则块状，弯曲而重叠，长1.5～2厘米，厚1.5～5毫米，表面黄白色，呈脂肪样光泽，偶有带灰白色薄膜状干皮。摸之有滑腻感，在温水中浸泡体积可膨胀。气腥，味微甘，嚼之有黏滑感。

【炮 制】 净制：除去杂质及卵子，剥去膜衣。

【性味功能】 味甘、咸，性平。有补肾益精，润肺养阴的功能。

【功能主治】 治病后、产后虚弱，肺痨咳嗽吐血，盗汗。用法用量，内服：蒸汤，3～9克钱；或作丸。

【现代研究】

1. 化学成分 哈士蟆大部分为蛋白质，脂肪仅4%左右，糖类约10%，其他尚含少量磷及灰分等。最主要成分为胺基酸，另含有19种微量元素，胡萝卜素，核糖核酸，维生素 A、B、C、D、胶原蛋白；含有丰富的蛋白质，只有4% 的脂肪，而且还是不含胆固醇的优质的不饱和脂肪酸。磷脂化合物、多种维生素、核酸、激素及人体必需及多种氨基酸和钾、钠、铁、锰、硒等微量元素。

2. 药理作用 民间用作强壮剂。对小鼠发育有良好影响，并能延长雌性小鼠的兴奋期。

9 青蛙

【基 源】 本品为蛙科动物黑斑蛙或金线蛙等的全体。

【原动物】 别名：蛙、田鸡。

1. 黑斑蛙：体长约7～8厘米，雄者略小。头部略呈三角形，长略大于宽。口阔，吻钝圆，吻棱不显，口内锄骨齿2小团，左右不相遇；近吻端有小形鼻孔2个。眼大而凸出，眼间距窄，眼后方有圆形鼓膜，大而明显。体背面有1对较粗的背侧褶，2背侧褶间有4～6行不规则的短肤褶，若断若续，长短不一；背部基色为黄绿色或深绿色，或带灰棕色，具有不规则的黑斑，背中央常有一条宽窄不一的浅色纵脊线，由吻端直到肛口。腹面皮肤光滑，白色无斑。前肢短，指趾端钝尖，指长顺序3、1、2、4，指侧有窄的缘膜，关节下瘤明显；后肢较肥硕，胫跗关节前达眼部，趾间几为全蹼，第5趾外侧缘膜发达，外蹠突小，内蹠突窄长，有游离的刃状突出。雄蛙具颈侧外声囊；前肢第1指基部有粗肥的灰色婚垫，满布细小白疣。产卵季节3～6月；蝌蚪体形大，灰绿色；尾较细弱，有斑纹，尾端尖；角质颌适中。

2. 金线蛙：体长约5厘米，雄者略小。头宽几相等。背面及体侧的皮肤有分散的疣；背侧有一对宽厚的背侧褶。背部绿色或橄榄绿色，背侧褶及鼓膜棕黄色；股后方有一条黄色纵纹。腹面鲜黄色，或带有棕色点。指趾端尖圆，指长顺序3、1、4、2；趾间几全蹼，关节下瘤小而明显；外蹠突小，内蹠发达成刃状。常栖于有莲花的池塘内。产卵季节4～6月；蝌蚪后肢发育不良时，全长38～45毫米；尾端尖细；口角及下唇有唇乳突。

【生境分布】 多栖于池塘、水沟或小河内。全国各地均产。

【性味功能】 味甘，性凉。有清热解毒，利水消肿，滋阴补虚，降逆止呕的功能。

【主治用法】 治水肿，黄疸，虾蟆瘟，小儿热疮，痢疾，疳疾，劳热，产后体弱。内服：煎汤或煮食，1～3只；或入丸、散。外用：适量，捣敷或调敷。

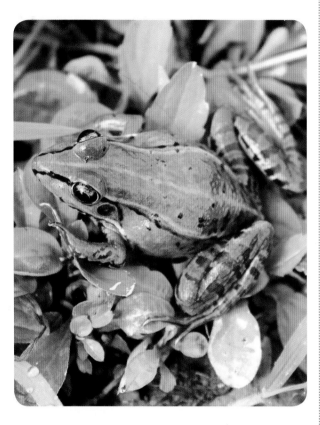

【应　用】

1. 浮肿，咳嗽痰中带血：青蛙1只，砂仁、莱菔子各15克，置于青蛙腹中，缝好，外用黄泥包裹，烧存性，去泥研末，分作3次，黄酒冲服，每日1次。

2. 浮肿：青蛙去内脏，煮熟，加白糖，每次1只，每日1次，连续服用。

3. 急性传染性肝炎：活青蛙2只，鲜仙人掌适量，捣烂，用绿豆面调成膏，贴肝区。

4. 噎膈反胃：青蛙7只，用泥封好，火烧存性，研末，1次服，连服3日。

5. 时行面赤项肿：金线蛙，捣汁，水调，空腹顿饮。

6. 骨结核：青蛙1只，红糖100克，白酒100毫升，百部15克，煮熟后1次食用，每日1次。

 蜈蚣

【基　源】 本品为蜈蚣科动物少棘巨蜈蚣的干燥体。春、夏二季捕捉，用竹片插入头尾，绷直，干燥。

【原动物】 别名：天龙、百脚、吴公、百足虫、千足虫、天虫。

1. 少棘蜈蚣，成体体长110～140毫米。头板和第1背板金黄色，自第2背板起墨绿色或暗绿色，末背板有时近于黄褐色，胸腹板和步足淡黄色。背板自4～9节起，有两条不显着的纵沟。腹板在第2～19节间有纵沟。第3、第5、第8、第10、第12、第14、第16、第18、第20体节的两侧各具气门1对。头板前部的两侧各有4个单眼，集成左、右眼群颚肢内部有毒腺；齿板前缘具小齿5个，内侧3小齿相接近。步足21对，最末步足最长，伸向后方，呈尾状；基侧板后端有2小棘；前腿节腹面外侧有2棘，内侧有1棘；背面内侧有1棘和1隔棘；隔棘顶端有2小棘。

2. 多棘蜈蚣，本种与少棘蜈蚣是两个近似的地理亚种。在形态上大体相似，主要区别是：个体较大；尾足的前股节背面内侧棘数、腹面外侧棘数、腹面内侧棘数均较少棘蜈蚣为多；颚肢齿板的齿数亦多。

【生境分布】 生长于山坡、田野、路边或杂草丛生的地方，或栖息在井沿、柴堆以及砖瓦缝隙间，特别喜欢阴湿、陈旧的地面。全国各地多有分布。主产江苏、浙江、湖北、湖南、安徽、河南、陕西等地。

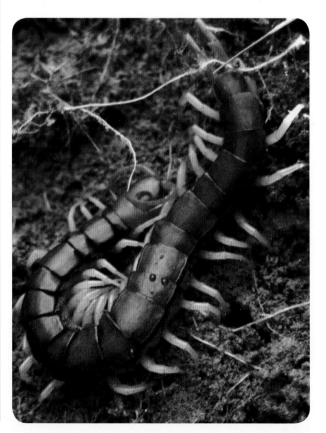

【采收加工】 人工饲养的蜈蚣，一般在7～8月采收；野生蜈蚣在夏季雨后根据栖息环境翻土扒石寻捕。捕后，先用沸水烫死，取长宽和蜈蚣相等，两端削尖的薄竹片，一端插入蜈蚣的头部下颚，另一端插入性端，借竹片的弹力，使蜈蚣伸直展平。晒干或烘干。

【性状鉴别】 扁平长条形，长9～17厘米，宽0.5～1厘米。全体由22个环节组成，最后一节略细小。头部两节暗红色，有触角及毒钩各1对；背部棕绿色或墨绿色，有光泽，并有纵棱2条；腹部淡黄色或棕黄色，皱缩；自第二节起每体节有脚1对，生于两侧，黄色或红褐色，弯作钩形。质脆，断面有裂隙。气微腥，并有特殊刺鼻的臭气，味辛而微咸。质量以身干、虫体条长完整、头红身绿者为佳。

【炮 制】 支竹片，洗净，微火焙黄，剪段。

【性味功能】 味咸、辛，性温；有毒。有息风镇痉，功毒散结，通络止痛的功能。

【主治用法】 用于小儿惊风，抽搐痉挛，中风口歪，半身不遂，破伤风，风湿顽痹，疮疡，瘰疬，毒蛇咬伤。用法用量，3～5克。

【现代研究】

1. 化学成分 含两种类似蜂毒的有毒成分，即组胺样物质及溶血性蛋白质；尚含脂肪油、胆固醇、蚁酸 等. 亦曾分离出 δ-羟基赖氨酸；氨基酸有组氨酸、精氨酸、鸟氨酸、赖氨酸、甘氨酸、丙氨酸、缬氨酸、亮氨酸、苯丙氨酸、丝氨酸、牛磺酸、谷氨酸。

2. 药理作用 本品配全蝎、蜈蚣的复方对卡地阿佐、士的宁、烟碱的半数惊厥量引起的小鼠惊厥均有对抗作用，在同剂量时蜈蚣对抗上述3种药物的惊厥效价比全蝎高，而对盐酸古柯碱性惊厥则无效；对堇色毛癣菌、许兰黄癣菌、奥杜盎小芽胞癣菌、腹股沟表皮癣菌、红色表皮癣菌、紧密着色芽生菌等皮肤真菌均有不同程度的抑制作用；蜈蚣注射液对肿瘤细胞有抑制作用，它能使小鼠的精原细胞发生坏死、消失。

6 蜗牛

【基 源】 本品为蜗牛科动物蜗牛及其同科近缘种的全体。

【原动物】 蜗牛的整个躯体包括眼、口、足、壳、触角等部分，身背螺旋形的贝壳，蜗牛的眼睛长在触角上。其形状形形色色，大小不一。宝塔形、陀螺形、圆锥形、球形、烟斗形等等。目前国内养殖的白玉蜗牛、盖罩大蜗牛、散大蜗牛、亮大蜗牛、褐云玛瑙蜗牛等都有自己独特的外形。

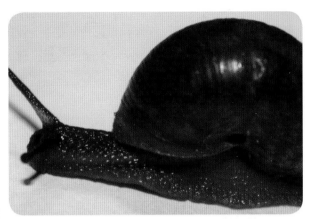

【生境分布】 全国大部分地区有分布，多见于田野及阴湿处。

【采收加工】 夏季捕捉，捕得后用沸水烫死，晒干。

【性状鉴别】 全体已缩入螺壳内，呈扁球形、球形或类圆锥形，直径约1厘米。外表在同灰褐色，有光泽，质脆易碎，破碎后内部为乳白色。气微，味微咸。以完整不碎、干净无泥者为佳。

【炮 制】

生研：取原药材，除去杂质，洗净，干燥。用时打碎或研粉。

煅蜗牛：以竹签穿，瓦上晒干，烧存性。连壳。煅灰存性，研极细末。现行，取净蜗牛置煅药炉内，用武火煅至红透，取出，晾凉。

【性味功能】 味咸，性寒；有小毒。有清热息风，解毒消肿的功能。

【主治用法】 治风热惊痫，小儿脐风，消渴，疳腮，瘰疬，痈肿丹毒，痔疮，脱肛，蜈蚣咬伤。内服：煎汤，30～60克；或捣汁；或焙干研末，1～3克。外用：适量，捣敷；或焙干研末调敷。

【应 用】

1. 小便不通：用蜗牛捣烂贴脐下，以手摩擦。加麝香少许更好。

2. 大肠脱肛：用蜗牛30克烧灰，调猪油敷涂，立缩。又方：用干蜗牛一百个，炒研。每取3克，以飞过赤汁的磁石末 15 克,加水一碗,煎成半碗,调药服下。

3. 痔疮肿痛:用蜗牛浸油涂搽,或烧过研末敷涂。又方:用蜗牛一个,加麝香少许,装碗中,次日取碗中液汁涂搽。

⑨ 地龙

【基　源】　本品为巨蚓科动物参环毛蚓、通俗环毛蚓、威廉环毛蚓或栉盲环毛蚓的干燥体。前一种习称"广地龙",后三种习称"沪地龙"。广地龙春季至秋季捕捉,沪地龙夏季捕捉,及时剖开腹部,除去内脏及泥沙,洗净,晒干或低温干燥。

【原 动 物】　别名:曲蟮、坚蚕、引无、却行、寒欣、鸣砌、蚯蚓。体长约 60 ~ 120 毫米,体重约 0.7 ~ 4 克。最大的有 1.5 公斤。生活在潮湿、疏松和肥沃的土壤中,身体呈圆筒形,褐色稍淡,约由 100 多个体节组成。前段稍尖,后端稍圆,在前端有一个分节不明显的环带。腹面颜色较浅,大多数体节中间有刚毛,在蚯蚓爬行时起固定支撑作用。在 11 节体节后,各节背部背线处有背孔,有利于呼吸,保持身体湿润。

【生境分布】　生于潮湿、疏松之泥土中,行运迟缓。分布于福建、广东、广西、江苏、浙江、湖北及上海、天津等地。

【采收加工】　春季至秋季捕捉,捕得后及时剖开腹部,除去内脏及泥沙,洗净,晒干或低温干燥;土地龙夏秋季捕捉,捕得后用草木灰呛死,洗去灰晒干或低温干燥。

【性状鉴别】

1. 广地龙:呈长条状薄片,弯曲,边缘略卷,长 15 ~ 20 厘米,宽 1 ~ 2 厘米。全体具环节,背部棕褐色至紫灰色,腹部浅黄棕色;第 14 ~ 16 环节为生殖带,习称"白颈",较光亮。体前端稍尖,尾端钝圆,刚毛圈粗糙而硬,色稍浅。雄生殖孔在第 18 节腹侧刚毛圈一小孔突上,外缘有数环绕的浅皮褶,内侧刚毛圈隆起,前面两边有横排(一排或二排)小乳突,每边 10 ~ 20 个不等。受精囊孔 2 对,位于 7/8 至 8/9 环节间一椭圆形突起上,约占节周 5/11。体轻,略呈革质,不易折断。气腥,味微咸。

2. 沪地龙:长 8 ~ 15 厘米,宽 0.5 ~ 1.5 厘米。全体具环节,背部棕褐色至黄褐色,腹部浅黄棕色;受精囊孔 3 对,在 6/7 至 8/9 环节间。第 14 ~ 16 环节为生殖带,较光亮。第 18 环节有一对雄生殖孔。通俗环毛蚓的雄交配腔能全部翻出,呈花菜状或阴茎状;威廉环毛蚓的雄交配腔孔呈纵向裂缝状;栉盲环毛蚓的雄生殖孔内侧有 1 或多个小乳突。

【炮　　制】　除去杂质,洗净,切段,干燥。

【性味功能】　味咸,性寒。有清热息风,平喘,通络,利尿的功能。

【主治用法】　热病惊狂、小儿惊风、咳喘、头痛目赤、咽喉肿痛、小便不通、风湿关节疼痛,半身不遂等症。外用涂丹毒、漆疮等症。用法用量,4.5 ~ 9 克。

【现代研究】

1. 化学成分　参环毛蚓和背暗异唇蚓含溶血成分:蚯蚓素,解热成分:蚯蚓解热碱,有毒成分:蚯蚓毒素等。还含 6- 羟基嘌呤,黄嘌呤,腺嘌呤,鸟嘌呤,胍，胆碱,以及丙氨酸，缬氨酸　亮氨酸　,苯丙氨酸,酪氨酸,赖氨酸等氨基酸。

2. 药理作用　溶栓和抗凝作用,降血压作用,治疗缺血性脑卒中(中风)及平喘作用。

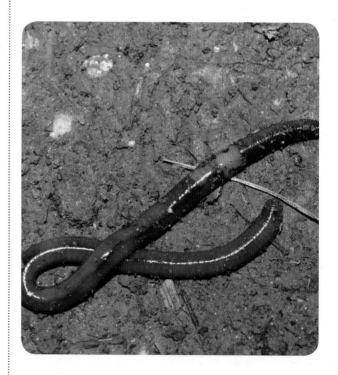

第四十三卷 鳞部(龙类、蛇类)

龙骨

【基源】 本品为古代哺乳动物如象类、犀牛类、牛类、三趾马、鹿类、骆驼类、羚羊类等的骨骼化石,习称"龙骨"。而象类门齿的化石习称"五花龙骨"。

【原形态】 别名:生龙骨、煅龙骨、五花龙骨。

1. 龙骨:呈骨骼状或破碎块状,大小不一。表面白色、灰白色或浅棕色,多较平滑,有的具棕色条纹和斑点。质较酥、体轻,断面不平坦、色白、细腻,骨髓腔部分疏松,有多数蜂窝状小孔。吸湿性强,以舌舔之有吸力。无臭、无味。

2. 五花龙骨:呈不规则块状,大小不一,也可见圆柱状或半圆柱状,长短不一,直径6～25厘米。全体呈淡灰白色或淡黄白色,或淡黄棕色,夹有蓝灰色及红棕色深浅粗细不同的花纹,偶有不具花纹者。表面光滑,时有小裂隙。质硬,较酥脆,易片状剥落,吸湿性强,以舌舔之有吸力。无臭,无味。以体轻、质脆、分层、有蓝、灰、红、棕等色的花纹,吸湿性强者为佳。一般习惯认为以五花龙骨为优。无吸湿性,烧之发烟有异臭者不可药用。

【生境分布】 分布于山西、内蒙古、河南、河北、陕西、甘肃等地。

【采收加工】 全年均可采挖,除去泥土和杂质,置干燥处。生用或煅用。

【炮制】

龙骨:刷净泥土,打碎。

煅龙骨:取刷净的龙骨,在无烟的炉火上或坩埚内煅红透,取出,放凉,碾碎。

【性味功能】 味甘、涩,性平。有镇静安神,平肝潜阳,收敛固涩的功能。

【主治用法】 治惊痫癫狂,心悸怔忡,失眠健忘,

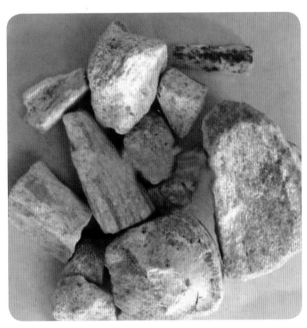

头晕目眩,自汗盗汗,遗精遗尿,崩漏带下,久泻久痢,溃疡久不收口及湿疮。用量15～30克,煎服,入汤剂宜先煎。外用:适量。收敛固涩宜煅用。

【现代研究】

1. 化学成分 龙骨主要含有碳酸钙及磷酸钙,尚含铁、钾、钠、氯、硫酸根等。

2. 药理作用 龙骨所含钙盐吸收后,有促进血液凝固、降低血管壁的通透性及抑制骨骼肌的兴奋等作用。

穿山甲

【基源】 本品为鲮鲤科动物鲮鲤的鳞片。

【原动物】 别名:鲮鲤甲、鲤甲、川山甲、甲片。鲮鲤,身体背面、四肢外侧和尾部披覆瓦状角鳞片,

头细，吻尖，眼小，舌长，无齿，趾（指）爪强健有力。全身的鳞片间杂有数根刚毛，颜面从下颌开始，过胸腹直尾基以及四肢内侧无鳞而着生稀毛。两颊、眼、耳周亦被毛。四肢精短，前肢比后肢长；前足爪长于后足爪，中间趾爪特别粗长，是为挖掘的强劲工具。鳞甲颜色有黑褐色和棕褐色两种类型，以前者为多见。老兽的鳞片边缘，呈橙褐色或灰褐色，每一鳞片自基部始有纵纹，年龄越大纹数越短少。初生兽则鳞软色白，1月龄后渐次角化并变为褐色。鳞片形状大体有3种：背鳞呈阔棱形，较扁平；腹侧，前4肢近腹内侧和后肢鳞呈盾状，鳞片中央有龙骨状突起，该突起亦随年龄而减少，老年个体几乎消失；尾侧鳞呈折合状。

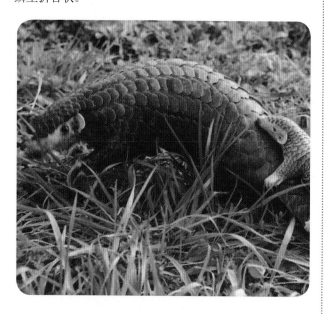

【生境分布】 栖息于丘陵山地的树林、灌丛、草莽等各种环境中但极少在石山秃岭地带。主要分布于我国南方，其中以福建、广东、广西和云南等地数量较多。

【性状鉴别】 本品呈扇面形、三角形、菱形或盾形的扁平状或半折合状，中间较厚，边缘较薄。大小不一，长宽约为 0.5 ～ 5 厘米。背面黑褐色或黄褐色，有光泽，腹面色较浅，中部有一条明显突起的弓形横向棱线，其下方有数条与棱线相平行的细纹。角质微透明，坚韧而有弹性，不易折断。气微腥，味微咸。

【炮 制】

炮山甲：取拣净的穿山甲片，分开大小，另将砂子置锅内炒至轻松，加入穿山甲片，炒至鼓起呈金黄色时，取出，筛去砂子，放凉。

醋山甲：用上法炒至鼓起呈金黄色时，筛去砂子，立即将炮山甲片倒入醋盆内，搅拌略浸，捞出，用水漂洗，晒干。

【性味功能】 味咸，性微寒。有活血散结，通经下乳，消痈溃坚的功能。

【主治用法】 用于治疗血瘀经闭，症瘕，风湿痹痛，乳汁不下，痈肿，瘰疬。内服：煎汤，用量 3 ～ 9 克，或入散剂。外用：适量，研末撒或调敷。

【现代研究】

1. 化学成分 本品含硬脂酸、胆甾醇、N-丁基-二十三（碳）酰胺、碳原子数为 26-29 的两个脂肪族酰胺以及挥发油、16 中氨基酸等。又含锌、钠、磷、铁、锰、钼、锡等 18 种元素。

2. 药理作用 本品水煎液有明显延长大白鼠凝血时间的作用和降低大白鼠血液黏度的作用。其水提液、醇提液均有明显的抗巴油油引起的小白鼠耳部炎症作用。所含的环二肽Ⅵ和Ⅶ能够提高小白鼠常压缺氧的耐受能力。

注：穿山甲是保护动物。

§ 石龙子

【基 源】 本品为石龙子科动物石龙子或蓝尾石龙子除去内脏的全体。

【原动物】 别名：蜥易、易蜴、蜥蜴、山龙子、守宫、石蜴、猪蛇婆、四脚蛇、五寸棍。

1. 石龙子，头体头 103 ～ 125 毫米，尾长 144 ～ 189 毫米。眶上鳞第 2 枚显着大于第 1 枚；额顶鳞发达，彼此相切，有上鼻鳞；无后鼻鳞；第 2 列下颌鳞楔形，后颏鳞前、后 2 枚。耳孔前缘有 2 ～ 3 个瓣突，鼓膜深陷。体较粗壮，环体中段鳞 22 ～ 24 行；肛前具 1 对大鳞；尾下正中行鳞扩大。前、后肢贴体相向时不相遇，指、趾侧扁掌足冰粒鳞大、小不一。背面灰橄榄色；头部棕色；颈侧及体侧红棕色，雄性更为显着，体侧有分散的黑斑点；腹面白色。幼体背面黑灰色，有 3 条浅黄色纵纹向后直达尾部，随个体成长而消失或隐约可见。雄性颞部显着隆肿。

2. 蓝尾石龙子，头体长 70 ～ 90 毫米，尾长 130 ～ 160 毫米，吻端顿圆；上鼻鳞 1 对，左右相切，无后鼻鳞，前额鳞 1 对，不相切；额鼻鳞与额鳞相接，左右顶鳞为间顶鳞所隔开，颊鳞 2，眶上鳞 4，耳孔前缘有 2 ～ 3 枚锥状鳞，上唇鳞 7，后颏鳞 1 枚，体鳞平滑，环体中段鳞 26 ～ 28；肛前鳞 2，股后缘有 1 簇大鳞，雄性肛侧各

640

有 1 棱鳞。背面深黑色，有 5 条黄色纵纹，正中条在顶鳞分叉向前达吻部，其余分别在眼上方和眼下方向后沿体侧达尾部，在尾后端浅纵纹消失。尾部为蓝色，腹面色浅。

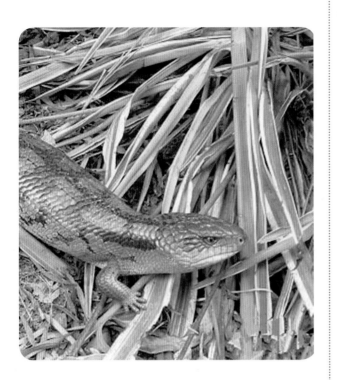

【生境分布】 1. 石龙子，生活于海拔 200～1000 米的山区、平原耕作区、开阔地、住宅、路旁杂草乱石堆中捕食昆虫。分布于江苏、安徽、浙江、江西、福建、台湾、湖北、湖南、广东、海南、广西、四川、贵州、云南。

2. 蓝尾石龙子，生活于海拔 600～1500 米左右山间路旁杂草间。捕食昆虫。分布于江苏、安徽、浙江、江西、福建、台湾、河南、湖北、湖南、广东、广西、四川、贵州、云南。

【采收加工】 夏、秋间捕捉，处死，除内脏，置通风处干燥。

【炮 制】 捕得后处死，割除内脏，洗净，置通风处干燥，或晒干。

【性味功能】 味咸，性寒；小毒。有利水通淋，破结散瘀，解毒的功能。

【主治用法】 治癃闭，石淋，小便不利，恶疮，臁疮，瘰疬。内服：烧存性研末，用量 1.5～3 克；或入丸、散。外用：适量，熬膏涂；或研末调敷。

【注意】 孕妇禁服。

9 壁虎

【基 源】 本品为壁虎科动物无蹼壁虎或其他同属壁虎的干燥全体。

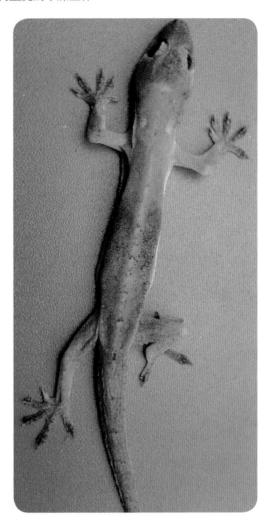

【原动物】 别名：守宫、天龙。无蹼壁虎：全长约 12 厘米，体与尾几等长。头扁宽；吻斜扁，比眼径长；鼻孔近吻端；耳孔小，卵圆形；吻鳞达鼻孔，其直后方有 3 片较大的鳞。头、体的背面覆以细鳞，枕部有少数较大之圆鳞，躯干部圆鳞交错成 12～14 纵行；胸腹鳞较大，成覆瓦状；尾背面的鳞多少排列成环状，每隔 9～10 排为一排整齐而略大之鳞。尾腹面中央的 1 纵排鳞较宽。指、趾间无蹼迹；指、趾膨大，底部具有单行褶襞皮瓣；除第 1 指、趾外，末端均有小爪。尾基部较宽厚。体背灰棕色；躯干背面常有 5～6 条深宽纹；四肢及尾部有深色横纹。尾易断，能再生。

【生境分布】 喜栖于墙壁间、屋檐下等隐僻处，夜间出没于天花板及墙壁上，无蹼壁虎主要分布于华北地区，其他几种壁虎如蹼趾壁虎、无疣壁虎和多疣壁虎则分布于两广、东南和中部省区。

【采收加工】 夏、秋季夜间用灯光诱捕。捕得后用竹片贯穿头腹，并将尾用绳固定于竹片上。用微火烘烤至干。

【性状鉴别】 呈干瘪、屈曲状，头呈卵圆形，尾多残缺不全，背部黑色，腹部黄褐色质脆，易折断。气腥。

【性味功能】 味咸，性寒；有小毒。有散结解毒，祛风活络止痛，定惊止痉的功能。

【主治用法】 治四肢不遂，惊痫，破伤风，瘰疬，疬风，风癣，噎膈。内服：煎汤，用量 2 ～ 5 克；研末，每次用量 1 ～ 2 克；亦可浸酒或入丸、散。

【现代研究】

1. 化学成分 壁虎含脂肪油 10.5%，甘氨酸，谷氨酸，脯氨酸，丙氨酸，天冬氨酸，精氨酸，丝氨酸，缬氨酸，苏氨酸，异亮氨酸，组氨酸等 14 种氨基酸，无机元素以钠为主，其次是钾、磷、钙、镁、铁、硅、铝、钛、铬、锰、铅、钡、铜、锆、银、锶、锡等 18 种元素。

2. 药理作用 壁虎组织液：壁虎制成浸出液注射剂治疗某些慢性病，对于神经衰弱、肠胃疾患、消化不良、食欲不振等。

蛤蚧

【基　源】 本品为壁虎科动物蛤蚧的干燥体。

【原动物】 别名：对蛤蚧、蛤蚧子、仙蟾。形如壁虎而大，全长 20 余厘米。头部较大，呈三角形；吻端凸圆；鼻孔近吻端；耳孔椭圆形；眼大，突出；口中有许多小齿。全身生密鳞，上唇鳞 12 ～ 14，第 1 片达鼻孔；吻鳞宽，其后缘有 3 片较大的鳞，头及背面鳞细小，成多角形；尾鳞不甚规则，近长方形，排成环状；大而突起的鳞片成行的镶嵌在小鳞片中，行距间约有 3 排小鳞，分布在躯干部的有 10 ～ 12 纵行左右；在尾部的有 6 行；尾侧有 3 对隆起的鳞；胸腹部鳞较大，均匀排列成覆瓦状。指、趾间具蹼；指、趾膨大，底部具有单行褶襞皮瓣，除第 1 指、趾外，末端均具小爪。雄性有股孔 20 余枚，左右相连。尾基部较粗，肛后囊孔明显。体背紫灰色，有砖红色及蓝灰色斑点；浸液标本成为深浅相间的横斑，背部约有 7 ～ 8 条，头部、四肢及尾部亦有散在；尾部有深浅相间的环纹 7 条，色深者较宽；腹面近白色，散有粉红色斑点。尾易断，

能再生。

【生境分布】 多栖于山岩及树洞中，或居于墙壁上，昼伏夜出，动作敏捷。捕食昆虫，有时也捕食壁虎、小鸟及蝇类等动物。分布广东、广西、云南、贵州等地。

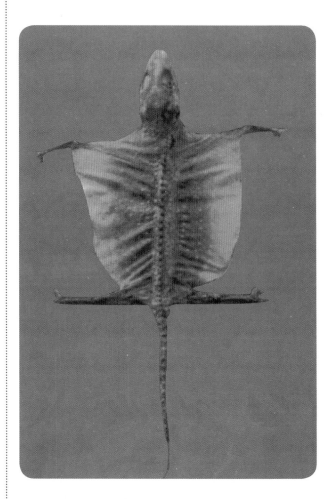

【采收加工】 全年均可捕捉，除去内脏，拭净，用竹片撑开，使全体扁平顺直，低温干燥。

【性状鉴别】 本品呈扁片状，头颈部及躯干部长 9 ～ 18 厘米，头颈部约占三分之一，腹背部宽 6 ～ 11 厘米，尾长 6 ～ 12 厘米。头略呈扁三角状，两眼多凹陷成窟窿，口内有细齿，生于颚的边缘，无异型大齿。吻部半圆形，吻鳞不切鼻孔，与鼻鳞相连，上鼻鳞左右各 1 片，上唇鳞 12 ～ 14 对，下唇鳞（包括颏鳞）21 片。腹背部呈椭圆形，腹薄。背部呈灰黑色或银灰色，有黄白色或灰绿色斑点散在或密集成不显着的斑纹，脊椎骨及两侧肋骨突起。四足均具 5 趾；趾间仅具蹼迹，足趾底有吸盘。尾细而坚实，微现骨节，与背部颜色相同，有 6 ～ 7 个明显的银灰色环带。全身密被圆形或多角形微有光泽的细鳞，气腥，味微咸。

【炮　制】

642

蛤蚧：除去鳞片及头足，切成小块。

酒蛤蚧：取蛤蚧块，用黄酒浸润后，烘干。

【性味功能】 味咸，性平。有补肺益肾，纳气定喘，助阳益精的功能。

【主治用法】 用于虚喘气促，劳嗽咳血，阳萎遗精。用法用量，3～6克，多入丸散或酒剂。

【现代研究】

1. 化学成分 蛤蚧含肌肽、胆碱、肉毒碱、鸟嘌呤、蛋白质、胆甾醇及甘氨酸等14种氨基酸和钙、磷、锌等18种元素；尚含有5种磷脂成分，即磷脂酰乙醇胺、神经鞘磷脂、磷脂酰胆碱、磷脂酸、溶血磷脂酰胆碱、以及亚油酸、棕榈酸、油酸、亚麻酸、棕榈油酸、硬脂酸、花生酸等9种脂肪酸。

2. 药理作用 蛤蚧的乙醇提取物，可延长正常雌小鼠的动情期，对去卵巢鼠则可出现动情期，并使子宫及卵巢（正常小鼠）重量增加。

蛇蜕

【基源】 本品为游蛇科动物黑眉锦蛇、锦蛇或乌梢蛇等蜕下的干燥表皮膜。春末夏初或冬初采集，除去泥沙，干燥。

【原动物】 别名：蛇皮，蛇退，长虫皮，龙衣，蛇壳。锦蛇全长可达1.8米。头部比颈部稍大。吻鳞宽大于高，从背面可以看到。鼻间鳞长宽略相等。前额鳞宽大于长，两鳞间的缝合线比鼻间鳞长。额鳞前方稍宽于后方。颅顶鳞宽大。前鼻鳞狭长，后鼻鳞宽广，鼻孔大，位于2鼻鳞之间而稍向后。眼前鳞2片，有时3片，极少为1片。眼后鳞2片。前颞鳞2片，狭长；偶有3片者。后颞鳞3片，短而宽。上唇鳞8片，第4、5两片入眼；第7片最大。颊鳞1片，偶有2片者。下唇鳞10片。前5片与前颏鳞相接。前颏鳞比后颏鳞大。体鳞23～19行，除最外1、2行鳞列光滑外，余都起棱。腹鳞215～226片，肛鳞2裂，尾下鳞84～101对。体背面及头部的鳞片四周黑色，中央黄色，体之前半部有30条左右较明显的黄色横斜斑纹，至体后半部消失，只在鳞片中央有黄斑。腹面黄色，有黑色斑纹。

【生境分布】 栖于高山及平原地区。性活拨，动作迅速。主产浙江、广西、四川、江苏、福建、安徽、陕西、云南等地。

【采收加工】 采收后拣净，晒干备用。

【性状鉴别】 呈圆筒形，多压扁而皱缩，完整者形似蛇，长可达1米以上。背部银灰色或淡灰棕色，有光泽，鳞迹菱形或椭圆形，衔接处呈白色，略抽皱或凹下；腹部乳白色或略显黄色，鳞迹长方形，呈覆瓦状排列。体轻，质微韧，手捏有润滑感和弹性，轻轻搓揉，沙沙作响。气微腥，味淡或微咸。

【炮 制】

蛇蜕：除去杂质，切段。

酒蛇蜕：取蛇蜕段，照酒炙法炒干。每100公斤蛇蜕，用黄酒15公斤。

【性味功能】 味咸、甘，性平。有祛风，定惊，解毒，退翳的功能。

【主治用法】 用于小儿惊风，抽搐痉挛，翳障，

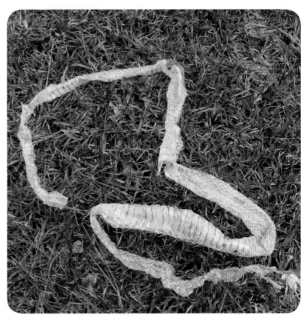

喉痹，疔肿，皮肤瘙痒。用法用量，2～3克；研末吞服0.3～0.6克。

【现代研究】

1. 化学成分 含骨胶原、氨基酸、糖原、核酸、氨肽酶及β-葡萄糖醛酸酶、乳酸脱氢酶、异柠檬酸脱氢酶、二及三磷酸吡啶核苷酸黄递酶、葡萄糖6-磷酸脱氢酶、磷酸化酶等。

2. 药理作用 煮沸的蛇蜕水提取物，冻干后得黄褐色粉末有消炎止痛的作用；对白血球游走的抑制作用；对足跖浮肿有抑制作用；对血管通透性亢进有抑制作用；对红血球热溶血有抑制作用。

乌梢蛇

【基　源】　本品为游蛇科动物乌梢蛇的干燥体。

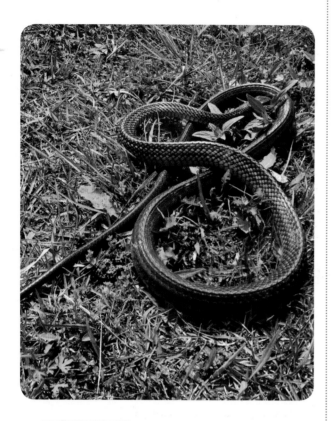

【原 动 物】　别名：乌蛇，乌风蛇。体全长可达 2.5 米以上。体背绿褐或棕黑色及棕褐色；背部正中有一条黄色的纵纹；体侧各有两条黑色纵纹，至少在前段明显（成年个体），至体后部消失（有的个体是通身墨绿色的，有的前半身看上去是黄色，后半身是黑色）。次成体通身纵纹明显。头颈区别显著；吻鳞自头背可见，宽大于高；鼻间鳞为前额鳞长的 2/3；顶鳞后有两枚稍大的鳞片；上唇鳞 8，第七枚最大；下唇鳞 8 ～ 10；背鳞鳞行成偶数 16 － 16 －（14）－ 14，中央 2 ～ 4 行起强棱，腹鳞雄 192 ～ 204，雌 191 ～ 205；肛鳞二分；尾下鳞雄 95 ～ 137 对，雌 98 ～ 131 对。

【生 境 分 布】　生于丘陵地带或低山地区农田、菜地、河沟附近以及草丛旁。分布于河北、甘肃、贵州、湖北、浙江、广西等全国各地。

【采 收 加 工】　多于夏、秋二季捕捉，剖开蛇腹或先剥去蛇皮留头尾，除去内脏，盘成圆盘状，干燥。

【性 状 鉴 别】　本品呈圆盘状，盘径约 16 厘米。表面黑褐色或绿黑色，密被菱形鳞片；背鳞行数成双，背中央 2 ～ 4 行鳞片强烈起棱，形成两条纵贯全体的黑线。头盘在中间，扁圆形，眼大而下凹陷，有光泽。上唇鳞 8 枚，第 4、5 枚入眶，颊鳞 1 枚，眼前下鳞 1 枚，较小，眼后鳞 2 枚。脊部高耸成屋脊状。腹部剖开边缘向内卷曲，脊肌肉厚，黄白色或淡棕色，可见排列整齐的肋骨。尾部渐细而长。尾下鳞双行。剥皮者仅留头尾之皮鳞，中段较光滑。气腥，味淡。

【炮　制】　净制，盘成圆盘状，干燥即可。

【性味功能】　味甘，性平。有祛风，通络，止痉的功能。

【主治用法】　用于风湿顽痹，麻木拘挛，中风口眼歪斜，半身不遂，抽搐痉挛，破伤风等。煎服，用量 9 ～ 12 克。或者研粉吞服，用量 2 ～ 3 克；或入丸剂、酒浸服。

【现代研究】

1. 化学成分　本品主要含赖氨酸、亮氨酸、谷氨酸等 17 中氨基酸以及原肌球蛋白。

2. 药理作用　本品有抗炎、镇静、镇痛作用，其血清有对抗五步蛇毒作用。

蕲蛇

【基　源】　为蝰科动物五步蛇的干燥体。

【原 动 物】　别名：大白花蛇，棋盘蛇，五步蛇，百步蛇。蕲蛇体长 120 ～ 150 厘米，大者可达 200 厘米以上。头大、三角形，与颈部可明显区分，有长管牙。鼻孔与眼之间有一椭圆形颊窝，为温觉感受器官。背面棕褐色或稍带绿色，其上具灰白色大方形斑块 17 ～ 19 个，尾部 3 ～ 5 个，此斑由左右两侧大三角斑在背正中合拢形成。背鳞多为 21 行，少数 23 行，除靠近腹鳞的 1 ～ 3 行鳞细弱外，其余均是强棱并具有鳞孔，棱的后半隆起成嵴，所以体表很粗糙。腹鳞雄性 157 ～ 165 片，雌性为 163 ～ 171 片。尾下鳞雄性 56 ～ 63 片，雌性 52 ～ 58 片，前端约 20 枚为单行或杂以个别成对的，尾后端为双行；尾尖一枚鳞片侧扁而尖长，角质化程度较高，形成一角质刺，俗称"佛指甲"。

【生 境 分 布】　产于蕲春蕲州龙峰山，两湖、三角山一带，喜食蛙、蟾蜍、蜥蜴、鸟、鼠等。

【采 收 加 工】　多于夏、秋二季捕捉，剖开蛇腹，除去内脏，洗净，用竹片撑开腹部，盘成圆盘状，干燥后拆除竹片。

【药材性状】 药材卷曲成圆盘形，头在中央稍向上，盘径17～34厘米。头部呈三角形而扁平，鼻尖向上。背部两侧各有黑褐色与浅棕色组成的"∧"形大斑纹24

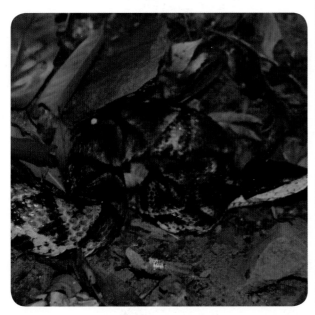

个，其中"∧"形的顶端在背中线上相接（即24方胜纹），其中部分左右并不相接，而是交错排列。腹部撑开或不撑开，灰白色，鳞片较大，有黑色类圆形的斑块 （俗称念珠斑）。尾部渐细，末端呈三角形深灰色的角质鳞片一枚。腹内壁黄白色，脊椎骨显露突起，两侧具有多数肋骨。气腥臭，味微咸。

【炮　制】 净制，盘成圆盘状，干燥即可。

【性味功能】 味甘、咸，性温；有毒。有祛风，通络，止痉的功能。

【主治用法】 用于风湿顽痹，麻木拘挛，中风口眼歪斜，半身不遂，抽搐痉挛，破伤风，麻风疥癣等。用法用量，煎服3～9克；研末吞服，一次1～1.5克，一日2～3次。

【现代研究】

1. 化学成分　本品主要含有3种毒蛋白：AaT-Ⅰ、AaT-Ⅱ、AaT-Ⅲ，以及透明质酸酶、出血毒素等。

2. 药理作用　本品有镇静、催眠、镇痛作用，还有降压作用，能增强巨噬细胞吞噬能力；有"抗凝血"与"促凝血"双重作用。

⑤ 金钱白花蛇

【基　源】 本品为眼镜蛇科动物银环蛇的干燥体。

【原 动 物】 别名：百节蛇，寸白蛇。蛇体全长60～120厘米。头部稍大于颈部。眼小，椭圆形。臭鳞2片，臭孔椭圆形，位于二鳞之间。无颊鳞常7片。眼前鳞1片，眼后鳞2片。前颞鳞1片，少数2片，后颞鳞2片。体鳞光滑，背鳞15列。腹鳞200～211片，肛鳞单一，尾下鳞单列，41～51片。体背面黑色，有多数白色横带，腹部白色。

645

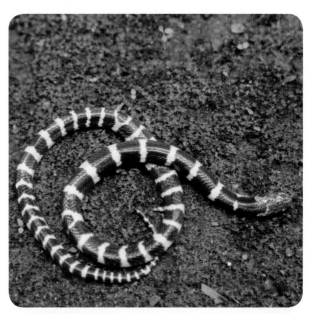

【生境分布】 栖息于平原、丘陵的多水地带或山坡、田野、路旁。分布于安徽、台湾、湖北、广西、海南、云南等地。

【采收加工】 夏、秋二季捕捉，剖开蛇腹，除去内脏，擦净血迹，用乙醇浸泡处理后，盘成圆形，用竹签固定，干燥。

【性状鉴别】 本品呈圆盘状，盘径3～6厘米，蛇体直径0.2～0.4厘米，头盘在中间，尾细，常纳口内。背部黯然或灰黑色，微有光泽，有48个以上宽均1～2鳞的白色环纹，黑白相间，并有1条显著突起的脊棱。脊棱鳞片较大，呈六角形；背鳞细密，通身1.5行；腹部黄白色鳞片稍大；尾部鳞片单行。气微腥，味微咸。

【炮　制】 浸泡，成形，干燥即可。

【性味功能】 味甘、咸，性温；有毒。有祛风，通络，止痉的功能。

【主治用法】 用于风湿顽痹，麻木拘挛，中风口昂，半身不遂，抽搐痉挛，破伤风症等。用法用量：煎服，3～4.5克；研粉吞服 1～1.5 克。

【现代研究】

1. 化学成分　本品主要含赖氨酸、亮氨酸、谷氨酸等常见的氨基酸以及蛇毒蛋白。

2. 药理作用　本品有抗炎、镇静、镇痛等作用。

⑤ 蝮蛇

【基　源】　本品为蝮蛇科动物蝮蛇除去内脏的全体。

【原动物】　别名：土锦、土虺蛇、灰地匾、反鼻蛇、草上飞、地扁蛇、七寸子。蝮蛇全长 60 厘米左右。头略呈三角形，与颈区分明显，背面浅褐色到红褐色，正脊有两行深棕色圆斑，彼此交错排列略并列，背鳞外侧及腹鳞间有 1 行黑褐色不规则粗点，略呈星状；腹面灰白，密布棕褐色或黑褐色细点。鼻间鳞宽短，排成"∧"形；眶前鳞2，眶后鳞2（3），眶璨来新月形，颞鳞2+4（3）；上唇鳞2～1～4（2～1～3、3～1～4）式。背鳞21（23）～21～17（15）行，中段最外行平滑或均具棱；腹鳞137～173，肛鳞完整；尾下鳞29～54对，少数为单行。

【生境分布】　多栖息于平原、丘陵地带、荒野、田边和路旁。我国北部、中部均有分布，以内蒙古、辽宁、大连蛇岛、吉林、黑龙江、山西、河北产量最高，浙江、江西也产。

【采收加工】　春、夏间捕捉，剖腹除去内脏，鲜用或焙干用。

【性味功能】　味甘、辛，性温；有毒。祛风攻毒，息风定惊，活血止痛。

【主治用法】　治风湿痹痛，麻风，瘰疬，疮疖，疥癣，痔疾，肿瘤。内服：浸酒，每条蝮蛇用60度白酒1000毫升浸3个月，每次饮5～10毫升，日饮1～2次；或烧存性研成细粉，每次0.5～1.5克，日服2次。外用：

适量，油浸、酒渍或烧存性研末调敷。

【现代研究】

1. 化学成分　从蝮蛇蛇毒中已分离提纯以下成分：出血因子 HR-Ⅰ 及 HR-Ⅱ，蛋白酶 b，一种缓激肽释放酶及两种缓激肽破坏酶和强化因子 E。HR-Ⅰ 可能是它的主要毒素，含12%中性糖，等电点4.70，是一种酸性的糖蛋白，分子量约为85000。HR-Ⅰ 已高度纯化；但与蛋白酶 b 分不开，也是糖蛋白，分子量95000。蛋白酶 b 是一种肽键内断酶，含2克原子Ca/mol；去Ca后，分子构型变化，丧失蛋白酶活性；反应不可逆。强比因子E是11肽，其一级结构已经化学合成证明。

2. 药理作用　抗炎作用：腹蛇挥发油中的棕榈酸及月桂酸，对角叉菜引起的大鼠足肿胀有抑制作用；癸酸和月桂酸对小鼠网状内皮系统和吞噬功能有刺激作用。溶栓作用：蝮蛇毒素之类纤维酶具有对家兔实验性肺栓塞的溶栓效应，对照组与给药组有显著差别（P＜0.05）。扩血管作用：蝮蛇毒可使家兔血压明显下降，并可抑制由去甲肾上腺素引起的家兔离体主动脉条收缩，使家兔肠系膜微血管扩张。

【注意】　阴虚血亏者慎服，孕妇禁服。

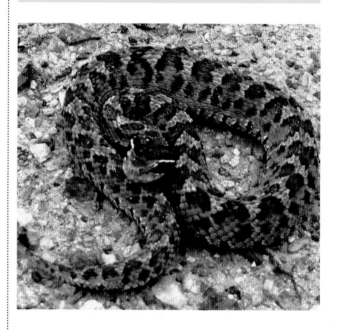

⑤ 鲤鱼

【基　源】 本品为鲤科动物鲤鱼的肉或全体。

【原动物】 别名：赤鲤鱼、鲤拐子、鲤子。

鲤鱼，体呈纺锤形，侧扁，腹部圆。吻钝。口端位，呈马蹄形。须2对。眼小，位于头纵轴的上方。下咽齿3行，内侧的齿呈白齿形。鳞大，侧线鳞33～39。鳃耙一般为18～22。背鳍3，15～21，第3硬刺坚强，后缘有锯齿。臀鳍3，5。第3硬刺后缘也有锯齿。身体背问号 纯黑色，侧线的下方近金黄色，腹部淡白色。背、尾鳍基部微黑，雄鱼尾鳍和臀鳍橙红色。

【生境分布】 多栖息于江河、湖泊、水库、池沼的松软底层和水草丛生处。除西藏以外，各省市、自治区均有分布。

【采收加工】 鲤鱼可用网捕钓钩捕等。多为鲜鱼入药。

【性味功能】 味甘，性平。有健脾和胃，利水下气，通乳，安胎的功能。

【主治用法】 治胃痛，泄泻，水湿肿满，小便不利，脚气，黄疸，咳嗽气逆，胎动不安，妊娠水肿，产后乳汁稀少。内服：蒸汤或煮食，100～240克。外用：适量，烧灰，醋调敷。

【现代研究】

1. 化学成分　鲤肉的一般化学组成，因产地、季节、环境、年龄、营养状况等而有差异。每100克约含水分77克，蛋白质17.3克，脂肪5.1克，灰分1克（其中钙25毫克，磷175毫克，铁1.6毫克）。鲤肉的游离氨基酸为呈味的主要成分，在10余种游离酸中，以谷氨酸、甘氨酸、组氨酸为最丰富。含饱和脂肪酸硬脂酸，肉豆蔻酸，棕榈酸，不饱和脂肪酸有油酸，亚油酸，亚麻酸。多不饱和脂肪酸有二十碳五烯酸（EPA）和二十二碳六烯酸（DHA）等。

2. 药理作用　鲤鱼为淡水鱼，其资源丰富，现已作为提取二十碳五烯酸（EPA）和二十二碳六烯酸（DHA）的主要原料。其 EPA 和 DHA 主要药理作用有降血压4脂，抗血栓，降低血液黏度，对抗 ADP 诱导的血小板聚集。

【应　用】

1. 水肿胀满：赤尾鲤鱼500克。破开，不见水及盐，以生矾15克，研末，入腹内。火纸包裹，外以黄土泥包，放灶内煨熟取出，去纸泥，为粥食，一日用尽。

2. 上气咳嗽，胸膈妨满气喘：鲤鱼一条。切作鲙，以姜醋食之，蒜齑亦得。

3. 黄疸：大鲤鱼一条（去内脏，不去鳞）。放火中煨熟，分次食用。

4. 痈肿：鲤鱼烧作灰，醋和敷之。

【注意】 风热者慎服。

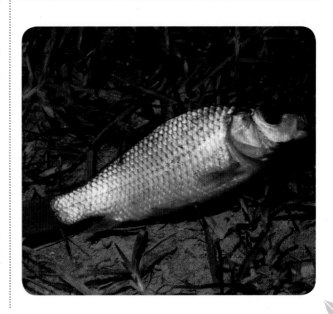

鲢鱼

【基　源】　本品为鲤科动物鲢鱼的肉。

【原动物】　别名：白脚鲢、鲢子、白鲢、洋胖子、白叶。鲢鱼，体侧扁而稍高，腹部狭窄，腹棱自胸鳍直达肛门。头大，约为体长的 1/4。吻短，钝圆，口宽。眼小，位于头侧中轴之下。咽头齿 1 行，草履状而扁平。鳃耙特化，愈合成一半月形海绵状过滤器。体被小圆鳞。侧线鳞 108～120，广弧形下臀鳍 III，12～13，中等长，起点在背鳍基部后下方。胸鳍 VI 搜索 I，8，起点距胸鳍比距臀鳍为近，长不达肛门。尾鳍深叉状。腹腔大，腹膜黑色。鳔 2 室，前室长而膨大，后室末端小而呈锥形。体背侧面暗灰色，下侧银白色，各鳍淡灰色。

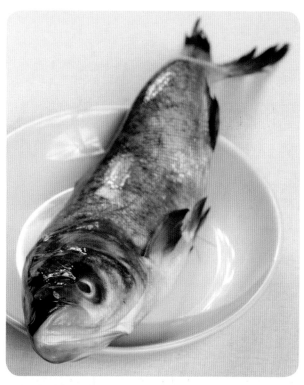

【生境分布】　喜生活于水的上层。常栖息于江河、湖泊及其附属水体中肥育。主要以浮游生物为食。主要以浮游生物为食。分布于我国长江、珠江、黄河、黑龙江等水域。

【采收加工】　四季均可捕捞，捕得后，除去鳞片及内脏，洗净，鲜用。

【性状鉴别】　本品体长约 60 厘米，体侧扁，呈纺锤形，鳞细小，背部及头的上部灰绿色，体侧和腹面银白色。背鳍和尾鳍与背面同色。其他各鳞色浅，并稍带黄

色。尾深叉状。鳃耙愈合为一半月形海绵状过滤器。

【性味功能】　味甘，性温。有温中益气，利水的功能。

【主治用法】　治久病体虚，水肿。内服：煮食，100～250 克。

【注意】　患痘疹、疟疾、痢疾、目疾及疮疡者慎服。

鳙鱼

【基　源】　本品为鲤科动物鳙鱼的全体。

【原动物】　别名：皂包头、皂鲢、黑包头鱼、鳙头鲢、包头鱼、胖头鱼、黑鲢。鳙鱼，体侧扁，稍高。腹鳍基底至肛门处有狭窄的肉棱。口端位，口裂稍向上倾斜。吻圆钝。眼小，下侧位，在头侧正中轴下方。鳃耙状如栅片，但不愈合，有鳃上器，耙数随个体变大而数量增多。鳞很小，侧线鳞 99～115，背鳍 III，7，很短，起点于腹鳍起点之后，胸鳍大而延长，末端起过腹鳍基部。臀鳍 III，12～13。尾鳍深叉状，上下约等长。体灰黑色，背面和上侧面暗褐色，具黑色细斑。腹部银白色。各鳍条呈灰白色，并有不少黑斑。

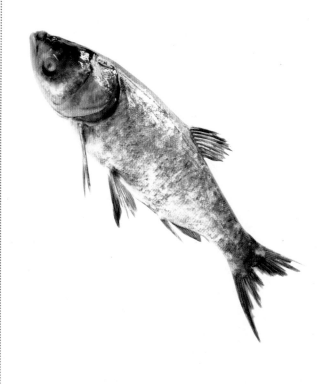

648

【生境分布】 为淡水中上层鱼类,行动迟缓,性情温和,以浮游动物为主食。分布于长江、珠江、黄河、黑龙江等流域。现全国大部地区有人工饲养。

【采收加工】 四季均可捕捞,捕后,除去鳞片及内脏,鲜用。

【性味功能】 味甘,性温。有温中健脾,壮筋骨的功能。

【主治用法】 治脾胃虚寒,消化不良,肢体肿胀,腰膝酸痛,步履无力。内服:煎汤,适量。

【注意】 多食动风热,发疮疥。

§ 鲩鱼

【基　源】 本品为鲤科动物草鱼的肉。

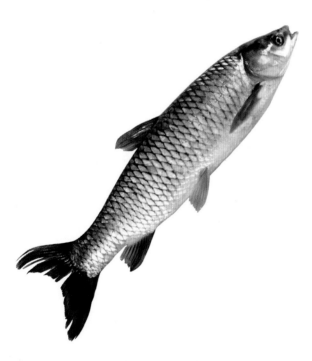

【原动物】 别名:草鱼、鰀鱼、混鱼、草鲩、草青、草根、混子。体长,略呈圆筒形,腹圆无棱,尾部侧扁。头钝,口端位,无须。上颌稍长于下颌。眼较小,上侧位。鳃耙短小呈棒形,排列稀疏。下回齿2行,为梳状栉齿。,具斜狭下凹嚼面。边缘具斜条状沟纹。鳞片颇大,侧线鳞39～46。背鳍 III,7,无硬刺,起点与腹鳍相对。臀鳍 III,8,亦无硬刺,身体各部分比例随个体大小不同而有差异幼鱼的头长和眼径相对　地较成鱼为大,尾柄长,眼间距较成鱼为小。体呈茶黄色,背部青灰色,腹部

银白色,各鳍浅灰色。

【生境分布】 栖息于江河湖泊中属中下层鱼类,生活于近岸多水草区域。为草食性鱼类。生殖期4～7月。东北较迟。南至广东、北至东北平原地区均有分布。现人工养殖成功,分布则更为广泛。

【采收加工】 每年除生殖季节外,均可捕捞,捕得后,除去鳞片、鳃、内脏,洗净,鲜用。

【性味功能】 味甘,性温。有平肝祛风,温中和胃的功能。

【主治用法】 治虚劳,肝风头痛,久疟,食后饱胀,呕吐泄泻。内服:煮食,100～200克。

【注意】 不宜久服。

§ 青鱼

【基　源】 本品为鲤科动物青鱼的肉。

【原动物】 别名:鲭、乌青、乌鲻、螺蛳青、青鲩、乌鲩、青棒、铜青。前部略呈圆筒形,向后渐侧扁,腹部圆,无腹棱。头顶部宽平。吻钝尖,口端位,呈弧形,下颌稍短。下咽齿1行,呈臼齿状,齿面光涌。圆鳞,侧线完整,侧线鳞39～46。背鳍3,7～8,无硬刺,起点与腹鳍相对。臀鳍3,8～9,无硬刺。胸鳍下侧位,不达腹鳍。腹鳍起点在背鳍第2分支鳍条下方,末端不达肛门。尾鳍深叉,上、下叶约等长。体背及体侧上半部青黑色,腹部灰白,各鳍均呈黑灰色。

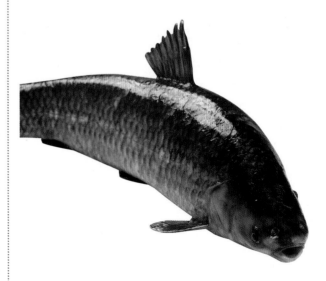

【生境分布】 属中下层淡水鱼类，栖息于江河港道，沿江湖泊及附属水体中，主要以软体动物为食，也食虾和昆虫幼体。广泛分布于长江流域，上至金沙江，下至河口及长江以南的平原地区，华北比较稀少。

【采收加工】 常年均可捕捞，捕得后，除去鳍片及内脏，洗净，鲜用。

【性味功能】 味甘，性平。有化湿除痹，益气和中的功能。

【主治用法】 治脚气湿痹，腰脚软弱，胃脘疼痛，痢疾。内服：煮食，100～200克。

【现代研究】

1. 化学成分 每100克含水分75克，蛋白质19.5克，脂肪5.2克，灰分1克；钙25毫克，磷171毫克，铁0.8毫克，硫胺素0.13毫克，核黄素0.12毫克，尼克酸1.7毫克。

2. 药理作用 暂无。

【应 用】

目赤肿痛及沙眼：用青鱼胆、硼砂、冰片、黄连为末，点眼。

9 石首鱼

【基 源】 本品为石首鱼科动物大黄鱼或小黄鱼的肉。

【原动物】 别名：黄花鱼、石头鱼、鰔、江鱼、黄鱼、海鱼、黄瓜鱼。

1. 大黄鱼，体侧扁，一般体长为40～50厘米，大者长达75厘米。头较大，具发达黏液腔。吻钝尖，有4个吻孔。眼中大，侧上位，眼间隔圆凸。口前位，宽阔而斜，下颌稍突出牙细尖，上登牙多行，外行牙稍扩大；下颌牙2行，内行牙较大。颏部具4个不明显小孔。前鳃盖骨边缘有细锯齿，鳃盖骨后端有一扁棘，鳃孔大，鳃耙（8～9）+（16～18），细张。头部和体的前部被圆鳞；后部被栉鳞。侧线鳞56～58（8～9/8）。背鳍鳍条部及臀鳍鳍膜上被小圆鳞。体侧下部各鳞片均有一金黄色皮腺体。背鳍Ⅷ～Ⅸ，Ⅰ，31～34，连续，起点在胸鳍基部上方。臀鳍Ⅱ～8，第2鳍棘较长。胸鳍15～17。尾鳍楔形。鳔大，前端圆形，两侧具侧枝31～33对，每一侧枝最后分出的前后两小支等长，且互相平行。耳石梨形。体背面和上侧面黄褐色，唇橘红色。各鳍黄色或灰黄色。腹面金

黄色。

2. 小黄鱼，体侧扁，一般体长23～26厘米，大者可长达50厘米。外形与大黄鱼近似。主要差别如：鳃耙10+（8～20）。侧线鳞50～62（5～6/8），背鳍Ⅸ～Ⅹ，Ⅰ，31～36。臀鳍Ⅱ，9～10。鳔大，前部圆，两侧具侧枝26～32对，每一侧枝最后分出的前、后两小支不等长；后小支短，前小支细长。耳石梨形，较小。体黄褐色，唇橘色，各鳍灰黄色，腹面金黄色。

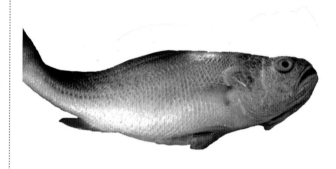

【生境分布】 大黄鱼为暖温性回游鱼类。栖息于60米以内近海的中下层。喜集群，食性广，主要摄食小型鱼类、节肢类等动物。能发声，生殖期更盛。一生能多次产卵，产卵场均在河口附近或岛屿、内湾近岸浅清洁工我。产卵期分春秋二季。怀卵量一般为20～50万粒，卵浮性，球形，很1.19～1.55毫米，有无色油球1个。秋冬随水温下降。鱼群向南回游越冬。分布于我国黄海、东海和南海。

小黄鱼为温水性底层鱼类。喜栖息于软泥或泥沙质海底。食性广。能发声，在生殖期常发出咯咯、沙沙声。生殖期在北方海区于4～5月间产卵，怀卵量平均为7～15万粒，卵浮性，球形，直径1～1.45毫米，有油球1个。秋末冬初，鱼群南下作适温回游。分布于我国渤海、黄海和东海。

【采收加工】 在鱼汛期捕捞，捕后，除去内脏，洗净。

【性味功能】 味甘，性平。有益气健脾，补肾，明目，止痢的功能。

【主治用法】 治病后、产后体虚，乳汁不足，肾虚腰痛，水肿，视物昏花，头痛，胃痛，泻痢。内服：煮食或炖食，100～250克。

化学成分 食用部分含蛋白质，脂肪，灰分，钙，磷，铁，硫胺素，核黄素，烟酸，碘等。

【注意】 患风疾、痰疾及疮疡者慎服。

鲥鱼

【基　　源】 本品为鲱科动物鲥鱼的肉或全体。

【原动物】 别名：瘟鱼、箭鱼、三黎、时鱼、鲥刺、三来。体长椭圆形，侧扁，一般长32～65厘米。头侧扁，前端钝尖，头背光滑，无线纹。吻中等长，圆钝。眼小，有脂眼睑几遮盖眼的1/2。鼻孔明显。口中大，前颌骨中间有明显缺刻，上颌骨末端伸达眼中间后方。两颌无牙。鳃孔大，鳃盖膜不与峡部相连。鳃耙细密110+172。鳞片大而薄，上有细纹。纵列鳞44～47，横列鳞16～17。无侧线。腹面有大形锐利的棱鳞（16～19）+（13+14）。胸鳍、腹鳍基部有大而长形的腋鳞。背鳍17～18，起点与腹鳍相对。臀鳍18～20。胸鳍较短。腹鳍小。尾鳍深叉形。体背及头部灰黑色，上侧略带蓝绿色光泽，下侧和腹部银白色。腹鳍、臀鳍灰白色，其他各鳍淡黄色。

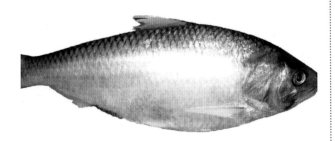

【生境分布】 为回游性中上层鱼类。每年4～5月由海进入江河，6～7月份水温在28℃左右，即在干流或湖泊中繁殖产卵，卵浮性，具油球，卵径0.75毫米，怀卵量150万～250万粒。受精卵在26℃水温时开始孵化。幼鱼在江湖中肥育，以浮游动物及硅藻为食，秋季返回海中生活。我国沿海及长江、钱塘江、珠江等水系均有分布。

【采收加工】 春末夏初捕捞，捕捞后，剖腹去脏，鲜用或晒干。

【性味功能】 味甘，性平。有健脾补肺，行水消肿的功能。

【主治用法】 治虚劳，久咳，水肿。内服：适量，煮食。外用：适量，蒸油涂。

【现代研究】

1. 化学成分 肉含蛋白质，脂肪，碳水化合物，钙，磷，铁，维生素B_1、B_2，烟酸。

2. 药理作用 暂无。

【应　　用】

1. 疗：鲥鱼鳞，贴疗疮上，则咬紧。然后将鱼鳞边略略揭起，用力急揭去，疗根便带出。但揭疗根时极痛无比，须先与酒饭吃饱，非醉饱即晕倒也。

2. 水疗：鲥鱼腮下近腹处有划水二瓣，瓣间有长鳞二瓣最佳，但难得。今人以背上大鳞代之，贴上即消。

3. 汤火伤：鲥鱼鳞用香油熬，涂之。

4. 腿疮疼痛：鲥鱼鳞贴之。

【注意】 不宜多食、久食。

鲫鱼

【基　　源】 本品为鲤科动物鲫鱼的肉。

【原动物】 别名：鲋、鲫瓜子。体侧扁，宽而高，腹部圆。头小。吻钝。口端位。无须。眼大。下咽齿1行，侧扁，倾斜面有一沟纹。鳃耙37～54，细长，呈披针形。鳞大，侧线鳞。背鳍IV，15～19，鳍长，起点在吻端至尾鳍基之中间。臀鳍III，5，背、臀鳍均有硬刺。全身呈银灰色，背部色略暗。各鳍均为灰色。

【生境分布】 活于河流、湖泊、池沼中，尤以水草丛生的浅水湖和池塘较多。适应性很强。主要食物为苔藓虫、淡水壳菜、蚬、虾等动物及藻类植物、水草的嫩叶、湖底的腐败植物等。我国除西部高原地区外，各省区均有分布。

651

【采收加工】 四季均可捕捞，洗净，鲜用或烘干。

【性味功能】 味甘，性平。有健脾和胃，利水消肿，通血脉的功能。

【主治用法】 治治脾胃虚弱，胃痛呕吐，水肿，走马牙疳，牙痛等。

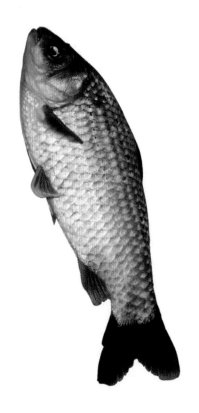

【应　用】

1. 脾胃虚弱所致的食欲不振：鲫鱼一条，去鳞及内脏，紫蔻 2 钱（研末）放入鱼腹内，再加陈皮，生姜，胡椒等煮熟食用。

2. 水肿：鲜鲫鱼 1 条，砂仁面 2 钱，甘草末 1 钱，将鱼去鳞及内脏，洗净，将药纳入腹中，用线缚好，清蒸熟烂，分次当菜吃（忌盐酱 20 天）。

3. 鲫鱼胆治迎风流泪，其法为将鲫鱼胆汁与人乳各等分，合匀，蒸两次，点眼用。

 鲈鱼

【基　源】 本品为鮨科动物鲈鱼的肉。

【原动物】 别名：花鲈、鲈板、花寨、鲈子鱼。

体侧扁，一般长 60 厘米左右。头中等大，吻钝尖。眼中大，上侧位。口磊，斜裂。下颌稍突出，上颌骨后端膨大，伸达眼缘后下方。上下颌牙带状、细小，犁骨和腭骨均具绒毛状牙。前鳃盖骨后缘具锯齿。后角及下缘具 4 棘，鳃盖骨具 1 扁平棘。鳃耙（7～9）+（13～16）。体被小栉鳞，头部除吻端及两颌外均被鳞。侧线完全，侧鳞 70～80（14～180/（17～22）。背鳍 2 个，稍分离。第 1 背鳍Ⅻ，硬棘；第 2 背鳍Ⅰ，12～13。臀鳍Ⅲ，7～8，始于背鳍第 6 鳍条下方。胸鳍 16～18，较小，位低。胸鳍Ⅰ，5，胸位，尾鳍分叉。体背侧灰青绿色。生活于淡水者体郊较浅白。体侧上增部及背鳍上有黑色斑点。由于逐渐增长，斑点渐不明显。腹侧银白色。背鳍条部和尾鳍边缘黑色。

【生境分布】 近岸浅海中下层鱼类，常栖息于河口咸淡水处，也可生活于淡水中春夏间幼鱼有成群溯河的习性，冬季返归海中主食鱼、虾类。秋末冬初在河口产卵。卵浮性，径 1.35～1.44 毫米，具油球。我国沿海均有分布。

【采收加工】 常年均可捕捞。捕后，除去鳞片及内脏，洗净，鲜用或晒干。

【性味功能】 味甘，性平。有益脾胃，补肝肾的功能。

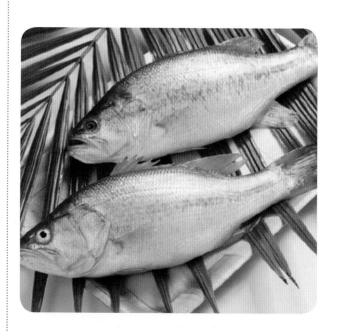

【主治用法】 治脾虚泻痢，消化不良，疳积，百日咳，水肿，筋骨萎弱，胎动不安，疮疡久不愈。内服：煮食，60～240 克。

【注意】 多食发痃癖及疮肿，不可与乳酪同食。

鳜鱼

【基　源】　本品为鮨科动物鳜鱼的肉。

【原动物】　别名：鳜豚、水豚、石桂鱼、蒇鱼、锦鳞鱼、桂鱼、鯚鱼、鳌花鱼、母猪壳。鳜鱼，体侧扁，较高，背部隆起。头侧扁，口大，略倾余，下颌突出。侧线鳞121～128，背鳍XII，13～15，臀鳍III，9～11。体色棕黄，背部橄榄色，腹部灰白。体侧及各鳍的软鳍部分，皆有大形黑色斑点。由吻端穿过眼径有一条黑纹。

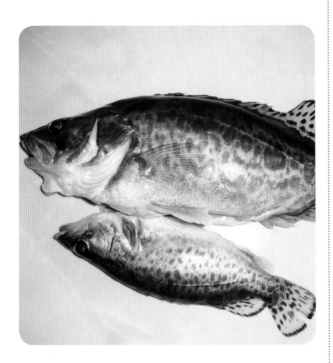

【生境分布】　该鱼是我国特产。食物主要为鱼类、虾类等。分布于国内各江河、湖泊中。

【采收加工】　春、秋季捕捞。捕后，除去鳞片及内脏，洗净，鲜用。或晒干。

【性味功能】

鱼肉：味甘，性平。有补气血，益脾胃的功能。

鱼胆：味苦，性寒。有软坚化刺的功能。

【主治用法】

鱼肉：治虚劳羸瘦，脾胃虚弱，肠风便血。内服：蒸食，适量；或烧存性，研末，酒调服。

鱼胆：治诸骨鲠咽。内服：以酒煎化，含咽，适量。

【现代研究】

1. 化学成分　肉每100克含水分77克，蛋白质18.5克，脂肪3.5克，灰分1.1克；钙79毫克，磷143毫克，铁0.7毫克，硫胺素0.01毫克，核黄素0.10毫克，尼克酸1.9毫克。

2. 药理作用　暂无。

【应　用】

小儿、大人一切骨鲠或竹木签刺喉中不下：腊月中取鳜鱼胆，悬北檐下令干，每有鱼鲠，即取一皂子许，以酒煎化温呷，若得逆便吐，骨即随顽涎出，若未吐，更吃温酒，但以吐为妙，酒即随性量力也。若卒求鳜鱼不得，蠡鱼、鲩鱼、鲫鱼（胆）俱可，腊月收之甚佳。

【注意】　寒湿病者慎食。

金鱼

【基　源】　本品为鲤科动物金鱼的肉或全体。

【原动物】　别名：朱砂鱼、锦鱼。金鱼，为鲫鱼之变种。人工养殖后，体型变异甚大。体长一般有6～10厘米。头腹俱大，而显粗短；尾分单尾与双尾。头部变化大，有平头、狮头、鹅头及绒球等多种，除平头外多生有草莓状瘤。眼凸出，眼球膨大，其形状有龙眼、朝天眼、水泡眼等。鳃有正常鳃和反鳃；鳞片除政党鳞外，尚有透明鳞和珍珠鳞，侧线鳞22～28。鳍大，背鳍有或无；臀鳍有单鳍和双鳍；尾鳍多分为3叶或4叶而披散。体的颜色变化大，有灰、黑、白、紫、蓝、橙红、古铜、杂斑、五花等色。

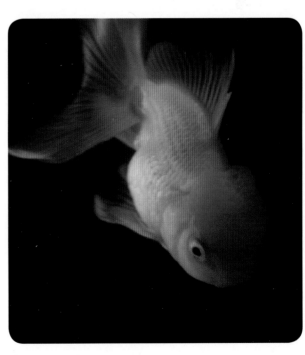

【生境分布】 金鱼是家养的观赏鱼。全国大部分地区均有饲养。

【采收加工】 捞取后，洗净，用全体或剖腹除去内脏，鲜用或焙干。

【性味功能】 味苦、微咸，性寒。有利尿清热，解毒的功能。

【主治用法】 治水臌，黄疸，水肿，小便不利，肺炎，咳嗽，百日咳。内服：煎汤，1～3条；或捣烂绞汁，或煅存性研末，每次1条。

【应　　用】

1. 疯癫，石臌，水臌，黄疸：红色金鱼一个（取三尾者），甘蔗大者一、二枚。同捣烂，绞汁服，吐出痰涎愈。

2. 百日咳，心脏病，肋膜炎，肺炎：金鱼全身黑烧服。

3. 肾脏病：金鱼煮食之。

4. 解服卤毒：金鱼一、二枚捣之，灌下，吐出涎水自苏。

鳗鲡鱼

【基　　源】 本品为鳗鲡科动物鳗鲡的全体。

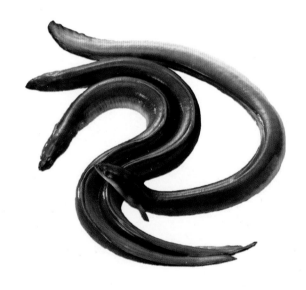

【原动物】 别名：鳌鱼、鳗鱼、鳗鳌、白鳝、蛇鱼、风鳗、鳗鱼、白鳗、青鳝、黑耳鳗、黑鳗鱼。鳗鲡，体细长，呈蛇形，长约40厘米左右，最长可达130厘米左右。头尖长，兄长短钝，平扁。眼小，位于口角上方。口大，口裂微斜，伸达眼的后缘。下颌稍长于上颌，唇

发达。鳞细小，埋于皮下，呈度纹状排列。体表多黏液。背鳍长而低，起点距臀较距鳃孔为近，鳍条235，与尾鳍相连。臀鳍低平，鳍条215，与尾鳍相连。胸鳍短圆形，无腹鳍，体背灰黑色，侧上缘暗绿色，腹部白色。

【生境分布】 为降河性回游鱼类，平时栖息于江河、湖泊、池塘的土穴、石缝内。以小鱼、蟹、虾、螺、蚬、蚯蚓、沙蚕及水生昆虫等为食。昼伏夜出，能游上陆地以皮肤呼吸。雄鱼常在河口生长；雌鱼在江河等淡水中成长。生长育肥期5～8年。亲鱼在秋末冬初，于江口相互缠绕成鲁球，随流出海进行降河产卵回游。0.5公斤重的雌鳗怀卵量为70余万粒。受精卵具油球，半浮性，在22～27℃时经36小时孵化出膜，最初为叶状幼体，柳叶状，体透明，以海洋浮游生物为食，2～3年后长至7～8厘米左右时，成为鳗线。3～4月间成群进入江河。我国沿海及江、湖均有分布。

【性味功能】 味甘，性平。有健脾补肺，益肾固冲，祛风除湿，解毒杀虫的功能。

【主治用法】 治五脏虚损，消化不良，小儿疳积，肺痨咳嗽，阳痿，崩漏带下，脚气水肿，风湿骨痛，肠风痢疾，疮疡痔瘘，疟疾，肠道寄生虫。内服：煮食，100～250克；或烧灰研末。外用：适量，烧存性，研末调敷。

【应　　用】

1. 结核发热：鳗鲡1条，贝母、百合、茅根各9克，百部6克，水煎服，日服2次。

2. 赤白带下：鳗鲡1条，芡实15克，莲肉15克，白果9克，当归6克，水煎服，日服2次。

【注意】 痰多泄泻者慎服。

鳝鱼

【基　　源】 本品为合鳃科动物黄鳝的肉。

【原动物】 别名：鳝鱼、黄鳝。黄鳝，体细长，呈蛇形，向后渐侧扁，尾部尖细。头圆，吻端尖，唇颇发达，下唇尤其肥厚。上下颌及腭骨上部有细齿。眼小，为一薄腊所覆盖。两处鼻孔在腹陷合为一，呈V字形。体无鳞。无胸腹鳍，背、臀鳍退化仅留低皮褶，无软刺，都与尾鳍相联合。体色微黄或橙黄，全体满布黑色小点，腹部灰白。

【生境分布】 为底层生活的鱼类，喜栖息于河道、湖泊、沟渠及稻田中有性逆转现象。为凶猛的肉食性鱼类，

捕食各种小动物。除西北地区及东北北部外，各地均有分布。

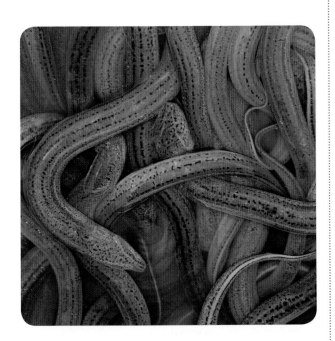

【采收加工】 夏、秋季捕捉，捕后鲜用。

【性味功能】 味甘，性温。有益气血，补肝肾，强筋骨，祛风湿的功能。

【主治用法】 治虚劳，疳积，阳痿，腰痛，腰膝酸软，风寒湿痹，产后淋沥，久痢脓血，痔瘘，臁疮。内服：煮食，100～250克；或捣肉为丸；或研末。外用：适量，剖片敷贴。

【现代研究】

1. 化学成分 食部每100克含水分80克，蛋白质18.8克，脂肪0.9克，灰分1克，钙38毫克，磷150毫克，铁1.6毫克。

2. 药理作用 暂无。

【应 用】

1. 增力气：熊筋、虎骨、当归、人参等分，为末，酒蒸大鳝鱼，取肉捣烂为丸。每日空腹洒下两许。

2. 久痢虚症，便脓血：黄鳝鱼一条，红糖9克（炒）。将鳝鱼去肚杂，以新瓦焙枯，和糖研末，开水吞服。

3. 内痔出血：鳝鱼煮食。

【注意】 虚热及外感病患者慎服。

⑤ 泥鳅

【基 源】 本品为鳅科动物泥鳅的肉或全体。

【原动物】 别名：鳅鱼。泥鳅体较小而细长，前端呈亚圆筒形，腹部圆，后端侧扁。体高与体长之比为1.7∶8。泥鳅头部较尖，吻部向前突出，倾斜角度大，吻长小于眼后头长。口小，亚下位，呈马蹄形。唇软，有细皱纹和小突起。眼小，覆盖皮膜，上侧位视觉不发达。鳃裂止于胸鳍基部。泥鳅的须有5对，其中吻端1对，上颌1对，口角1对，下唇2对。口须最长可伸至或略超过眼后缘；但也有个别的较短，仅长达盖骨。泥鳅的这5对须，对触觉和味觉极敏锐。泥鳅头部无鳞，体表鳞极细小，圆形，埋于皮下。侧线鳞125～150枚。泥鳅的体表黏液丰富。体背及体侧2/3以上部位呈灰黑色，布有黑色斑点，体侧下半部灰白色或浅黄色。栖息在不同环境中的泥鳅体色略有不同。泥鳅背鳍无硬刺，不分支鳍条为3根，分支鳍条为8根，共11根。背鳍与腹鳍相对，但起点在腹鳍之前，约在前鳃盖骨的后缘和尾鳍基部的中点。胸鳍距腹鳍较远。腹鳍短小，起点位于背鳍基部中后方，腹鳍不达臀鳍。尾鳍呈圆形。胸鳍、腹鳍和臀鳍为灰白色，尾鳍和背鳍具有黑色小斑点，尾鳍基部上方有显著的黑色斑点。

【生境分布】 除西部高原地区外，全国各地河川、沟渠、水田、池塘、湖泊及水库等天然淡水水域中均有分布。

【采收加工】 捕捉后烫死，除去内脏。

【性味功能】 味甘、酸，性温。有补中益气，补肾壮阳，生津止渴，杀虫止痒，利湿退黄的功能。

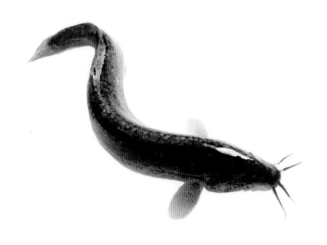

【主治用法】 治脾虚泻痢，热病口渴，消渴，小儿盗汗水肿，小便不利，阳事不举，病毒性肝炎，痔疮，

疗疮，皮肤瘙痒。内服：煮食，100～250克；或烧存性，入丸、散，每次6～10克。外用：适量，烧存性，研末调敷，或生品捣敷。

【应　用】

1. 阳事不起：泥鳅煮食之。

2. 黄疸湿热小便不利：泥鳅炖豆腐食。

3. 久疮不愈合：泥鳅醋炙为末，掺患处。

4. 上下肢肌肉隆起处肿痛：泥鳅合食盐、冷饭拉捣敷患处。

⑤ 黄颡鱼

【基　源】　本品为鮠科动物黄颡鱼的肉。

【原动物】　别名：黄颊鱼、黄鳝鱼、黄扬、黄鱼、黄樱、黄骨鱼、黄刺鱼、河龙盾鮠、黄腊丁、黄鳍鱼、嘎呀子。体长约20厘米，腹面平直，体后半部侧扁，尾柄较细长。头大且扁平，吻短，圆钝，上、下颌略等长，口大，下位，两颚及腭骨上有绒毛状齿带。眼小，侧位。须4对，鼻须末端可伸至眼后，上颌须1对，最长，颐须2对，较上颌须短。体裸露无鳞，侧线完全。背鳍1，6～7；不分枝鳍条成为硬棘，棘后缘有锯齿。胸鳍I，7，硬棘前后缘均有锯齿，前缘为36～47个，后缘为11～16个。臀鳍21～25。脂鳍末端游离，较臀鳍短。体呈黄色，背部黑褐色，腹部为淡黄色，尾鳍分叉，上、下叶各有黑色的纵纹。

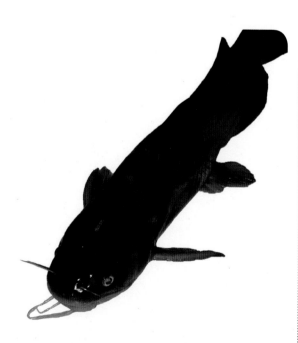

【生境分布】　为生活于江河、湖泊常见的1种底层鱼类。喜栖于有腐败物质的静水或缓流的浅滩处。食性广，主要以底栖无脊椎动物为食。分布于长江、黄河、珠江及黑龙江等流域。

【采收加工】　常年均可捕捞。捕后，除去内脏，洗净，鲜用。

【性状鉴别】　本品体长约20厘米，表面裸露，光滑，无鳞。全体灰黄色，背部较浅，腹部鲜黄色，体侧有绿灰色的暗斑及灰褐色的切痕状斑点。头扁宽而秤坦。眼小，侧上位，两眼之间有一纵沟。头部具四对须，上颌须长及胸鳍基部。背鳍两个，第1背鳍具强大锯齿形的硬棘，第2背鳍为脂鳍。胸鳍具1对强棘，棘的外缘有1对锯齿，内侧有强大　锯齿。

【性味功能】　味甘，性平。有祛风利水，解毒敛疮的功能。

【主治用法】　治水气浮肿，小便不利，瘰疬，恶疮。内服：煮食，100～200克。外用：适量，烧存性研末调敷。

【应　用】

1. 水气浮肿：黄颡三尾，绿豆一合，大蒜三瓣。水煮烂，去鱼食豆，以汁调商陆末3克服。

2. 瘰疬不问破与未破：黄颡鱼破开，入蓖麻子20～30个在肚内，以绵缚定，于厕坑内放。冬三月，春、秋二月，夏一月，取出，洗净，用黄泥固济，文武火煨带性，烂研末，香油调敷。

【注意】　发风动气，发疮疥，病人尤忌食之。

⑤ 乌贼鱼

【基　源】　本品为乌贼科动物无针乌贼和金乌贼等乌贼的肉、墨。

【原动物】　别名：无针乌贼、金乌贼。

1. 无针乌贼　软体中等大，背腹扁，胴部卵圆形，一般长约157毫米，约为宽的2倍。头部长约29毫米，眼大，眼后有椭圆形的嗅觉陷，头部中央有口，口吸周围有腕4对和触腕1对。各腕长度相近，顺序为4＞1＞3＞2，内侧有吸盘4行，吸盘大小相似，吸盘腔壁上的角质环外缘具尖锥形小齿；惟雄性左侧第4腕茎化为生殖腕，特点是基部约占全腕1/3处的吸盘特小，中部和顶部吸盘正常。触腕长度一般超过胴长，触腕穗狭小，长约40，其上有吸盘20行，大小相近，其角质环外缘具方圆形小齿。

头部的腹面有一漏斗器，漏斗管下方体内的墨囊相通，可由漏斗排出黑液御敌。生活时，胴背有明显的白花斑，雄者斑大，雌者斑小。胴部两侧有肉鳍，全缘，前端较狭，向后渐宽，左、右两鳍在末端分离。胴后腹面末端有一腺孔，捕获后常有红褐色液体流出。外套腔背面的内壳长椭圆形，长约为宽的 3 倍，角质缘发达，末端形成角质板，横纹面呈水波形，末端无骨针。

2. 金乌贼　体中等大，胴部卵圆形，一般长约 200 毫米，约为宽的 1.5 倍，头部长约 30 毫米，腕序为 4 ＞ 1 ＞ 3 ＞ 2，吸盘 4 行，其角质环外缘具不规则的钝形小齿，雄性左侧第 4 腕茎化为生殖腕，特点是基部 7 列、8 列吸盘正常，至 9 ～ 15 列吸盘突然变小，向上的吸盘又正常。触腔略超过胴长，触腕穗呈半月形，约为全腕长度的 1/5。吸盘小而密，约 10 行，大小相近。生活时体表黄褐色，胴背具棕紫色和乳白色相间的细斑，雄性胴背具金黄色的波状横纹，但在生殖季节常显出若干不规则的蓝绿色横纹，腹部由乳白色变成金绿色，非常鲜艳。内壳长椭圆形，长约为宽的 2.5 倍，背面凸，有坚硬的石灰质粒状突起，腹面石灰质松软，中央有一条纵沟，横纹面具环形生长的横纹。末端骨针粗壮。

3. 针乌贼　体较小胴部狭瘦，后端尖细，一般长约 90 毫米，约为宽的 2 倍，鳍窄，头部长约 12 毫米。雌雄异形显着，雄性胴部瘦长呈圆锥形，腕序为 2 ＞ 4 ＞ 1 ＞ 3，其中第 2 对腕约为其他各腕长度的 2 倍以上，且极粗壮，顶端圆，外侧有紫色环纹，腕下面 2/3 处吸盘为 4 行，余为 2 行；雌性胴部胀肥短，腕序为 2 ＞ 1 ＞ 4 ＞ 3，第 2 对和第 3 对腕相似，下面 3/5 处吸盘为 4 行，余为 2 行。两性的第 1 对和第 3 对腕吸盘为 4 行，顶端吸盘为 2 行；两性的第 4 对腕吸盘均为 4 行，两性的吸盘角质环外缘，基本无齿，惟尖端小吸盘略具方形小齿。雄性左侧第 4 腕茎化，顶端吸盘极小。触腕细长，超过胴长，触腕穗短小，约占全腕长度的 1/10，吸盘 7 ～ 8 行，大小悬殊，中央 4 行最大。生活时背部有极细的黄色斑点。雄性内壳长为宽的 6 倍；雌性内壳长为宽的 4 倍，角质缘很窄，背面突起极细小，中央有一条纵肋，末端骨针尖锐。

【生境分布】　栖息于海底，每年春、夏季之际，从越冬的深处向岛屿附近浅水处洄游。产卵适温为 16 ～ 19℃，卵多产在海藻丛中，有黑色胶膜包被，葡萄状，长径 6 ～ 7 毫米，以月余孵出的稚仔，背斑明显，活动性强。肉食性，以甲壳类及小鱼为食。

我国分布于南北沿海，以浙江、福建产量最大。

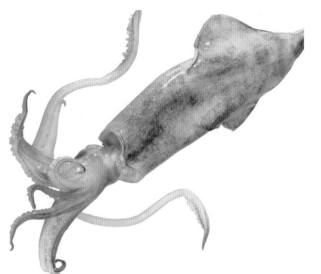

【性味功能】

肉：味咸，性平。有养血滋阴的功能。

墨：味苦，性平。有收敛止血的功能。

【主治用法】

肉：治血虚经闭，崩漏，带下。内服：煮食，1 ～ 2 条。

墨：治消化道出血，肺结核咯血，功能性子宫出血。内服：烘干研粉或醋磨，用量 2 ～ 3 克。

【应　　用】

1. 妇人经闭：乌贼鱼合桃仁煮食。

2. 功能性子宫出血：取完整新鲜乌贼鱼之墨囊，烘干研细末，装入胶囊。每服 1 克，每日 2 次，3 ～ 5 天为一疗程。

☐ 海螵蛸

【基　　源】　本品为乌贼科动物无针乌贼或金乌贼等的内贝壳。别名：乌贼骨。

【生境分布】　分布于辽宁、江苏、浙江等省沿海地区。

【采收加工】　4 ～ 8 月捞捕，取其内壳洗净，日晒夜露至无腥味，生用。

【性状鉴别】

1. 无针乌贼　内壳长椭圆形而扁平，边缘薄，中间厚，长 9 ～ 14 厘米，宽 2.5 ～ 3.5 厘米，厚 1.2 ～ 1.5 厘米。

背面有磁白色脊状隆起，两侧略显微红色，隐约见细小疣点状突起，形成近平行半环状纹理；腹面白色，尾端到中部有细密波状横层纹；角质缘半透明，尾部较宽平，无骨针。体轻，质松，易折断，断面粉质，显疏松层纹。气微腥，味微咸。

2. 金乌贼　内壳较前者大，长13～23厘米，宽约至6.5厘米，最厚部分位于前半部，厚0.8～1.2厘米。背面疣点明显，略作层状排列；腹面波状横层纹，占全体大部分，中间有纵向浅槽；尾部角质缘渐宽，向腹面翘起，末端有一个骨针，多已断落。

3. 针乌贼　内壳细长，雄性内壳长度为宽度的6倍，雌性内壳长度为宽度的4倍，内壳后端骨针尖锐突出。

4. 白斑乌贼　内壳厚大，长椭圆形。长约为宽的2.5倍，背面隆起，有粗大颗粒，腹面前凸后凹。后端具粗骨针，横纹面中央有一条浅沟。

5. 虎斑乌贼　内壳与白斑乌贼相似。

6. 拟目乌贼　内壳与金乌贼相似，但横纹面较短。

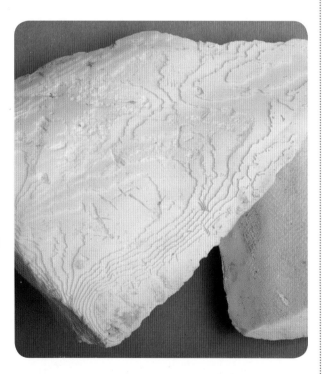

【性味功能】　味咸、涩，性温。有收敛止血，固精止带，制酸止痛，收湿敛疮的功能。

【主治用法】　治吐血，呕血，崩漏，便血，衄血，创伤出血，肾虚遗精滑精，赤白带下，胃痛嘈杂，嗳气泛酸，湿疹溃疡。用量6～12克，如研末吞服，每次1.5～3克，每日口服1～2次。外用：适量，研末撒敷或调敷。

【注意】　阴虚多热者不宜多服；久服易致便秘，可适当配润肠药同用。

⑨ 虾

【基　源】　本品为长臂虾科动物青虾等多种淡水虾的全体或肉。

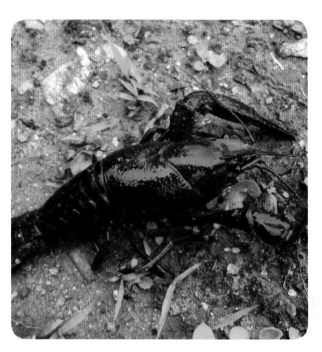

【原动物】　体形粗短，长4～8厘米，有青绿色及棕色斑纹。头胸部较粗大，头胸甲前缘向前延伸呈三角形突出的剑额，上缘平直，具11～14齿，下缘具2～3齿。剑额两侧具有柄的眼1对。头部附肢5对，第1、2对成细长鞭状的触角，余3对变为1对大颚和2对小颚，为口器之组成部分。胸部有附肢8对，前3对成颚足，亦为口器的一部分，其他5对为步足，第1对及第2对步足，钳状，其中第1对甚小，第2对雄者特别强大，超过体的长度；雌者较短，仅为体长的3/4或5/6。后3对步足形状相同，末端均呈爪状。腹部7节，分节明显，腹甲在分节处柔软而薄，能弯曲自如。腹部附肢6对，第6对为尾肢，甚宽大，与尾节组成尾鳍。尾节短于尾肢，末端甚窄，末缘中央呈尖刺状，后缘各具小刺2个，尾节背面有2对短小的活动刺。

【生境分布】　生活于淡水湖沼、河流中，常栖息于多水草的岸边。食性很杂，喜食小动物尸体或水草。我国南北各地均有分布。

658

【性味功能】 味甘，性温。有补肾壮阳，通乳，托毒的功能。

【主治用法】 治阳痿，乳汁不下，丹毒，痈疽，臁疮。内服：煎汤或煮食。外用：捣敷或焙干研末撒。

【现代研究】

1. 化学成分 青虾食部每 100 克含水分 81 克，蛋白质 16.4 克，脂肪 1.3 克，碳水化物 0.1 克，灰分 1.2 克，钙 99 毫克，磷 205 毫克，铁 1.3 毫克，维生素 A_{260} 国际单位，硫胺素 0.01 毫克，核黄素 0.07 毫克，尼克酸 1.9 毫克。

2. 药理作用 犬静脉注射青虾肉提取物，可使淋巴中蛋白浓度升高、凝固性下降，胸导管淋巴流量显著增进，血浆中有磷酸腺甙类（ATP）出现，而组织胺之增加不显著。

【应用】

1. 阴疽、恶核，寒性脓疡（包括骨结核）流脓、流水、久不收口者：活虾肉 7 ～ 10 只，生黄芪 3 钱，同煮汤服。

2. 肾虚，阳痿，腰脚痿弱无力：小茴香 30 克，炒研末，生虾肉 90 ～ 120 克，捣和为丸，黄酒送服，每服 3 ～ 6 克，每日 2 次。

3. 妇女产后乳汁缺少：活虾适量，微炒，以黄酒拌食，连吃 2 ～ 3 天。

4. 小儿麻疹，水痘：活虾煮汤服，能促其早透早回，经过顺利，并可减少并发症。

9 海马

【基源】 本品为海龙科动物线纹海马、刺海马、大海马、三斑海马 或小海马（海蛆）的干燥体。

【原动物】 别名：水马，对海马，海蛆。

1. 线纹海马 体侧扁，一般体长 30 ～ 33 厘米，躯干部七棱形，腹部稍凸出，尾部四棱形，尾端渐细，卷曲。头部似马形，与躯干部垂直，头冠矮小，顶端具 5 个短小棘，略向后方弯曲。眶上、头侧及颊下各棘较均较粗，亦稍向后方弯曲。体长为头长 4.5 ～ 6.2 倍，头长为吻长 2 ～ 2.1 倍，为眼径 5.5 ～ 8 倍。吻细长，管状，吻长稍大于眼后头长。眼较大，侧位而高，眼间隔小于眼径，微隆起。鼻孔很小，每侧 2 个，相距甚近，紧位于眼的前方。口小，前位，无牙。鳃盖凸出，无放射状嵴纹，鳃孔小，位于头侧背方。肛门位于躯干第 11 节的腹侧下方。体无鳞，全为骨环所包，体部骨环 11，尾部 39 ～ 40，体

上各环棱棘短钝呈瘤状，惟颈部背方中央嵴纹较锐，具 2 突起状棘和 2 颊下棘。胸鳍基部下前方各具 1 短钝棘。背鳍 18 ～ 19，较发达，位于躯干最后 2 环和尾部最前 2 环的背方。臀鳍 4 短小。胸鳍 18，短宽，略呈扇形。无腹鳍及尾鳍。各鳍无棘，鳍条不分支。体淡黄色或暗灰色，体侧具细小的白色斑点或斑纹。

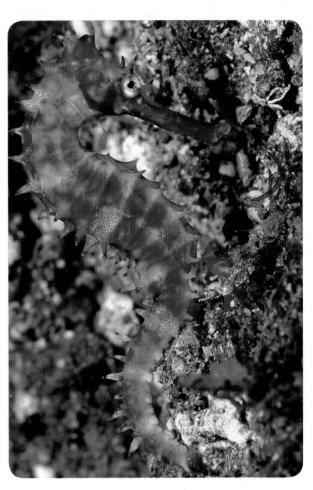

2. 三斑海马 体侧扁，一般体长 10 ～ 18 厘米，躯干七棱形，腹部凸出，腹下棱较锐，尾部四棱形，尾端渐细，卷曲。头冠生小，顶端具 5 个短小棘，体长为头长 5.3 ～ 6.5 倍，头长为吻长 2.2 ～ 2.5 倍，为眼径 5.3 ～ 5.9 倍。吻细长，管状，吻长稍大于眼后头长，管状，吻长稍大于眼后头长。眼小而圆，眼上棘较发达，细尖，向后弯曲。口小，前位，鳃盖突出，鳃孔小。颈部背方具一隆起嵴。颊部下方具一细尖弯贡的颊下棘。体无鳞，由骨环所包，体环 11；尾环 40 ～ 41。背鳍 20 ～ 21，位于躯干最后 2 环及尾部最前 2 环的背方。臀鳍 4，短小。胸鳍 17 ～ 18，扇形。无腹鳍及尾鳍。体黑褐色。眼上有放射状褐色斑纹。体侧背方第 1、4、7 节小棘基部各具一黑色圆斑，故名。

3. 刺海马　体侧扁，体长20～24厘米。体棘、头棘尖锐而特别发达；头冠不高，具4～5个锐小棘。体长为头长5.1～5.8倍；头长为吻长2.1～2.3倍，为眼径7.3～7.8倍，吻细长，管状，吻长大于或等于眼后头长。眼小，侧位，较高。体部骨环11，尾部35～36背鳍18，臀鳍4，短小，胸鳍18，短宽。体淡黄褐色，背鳍近尖端具1纵列斑点，臀鳍、胸鳍淡色，体上小棘尖端淡黑褐色。

4. 大海马　体侧扁，较高，体长20～24厘米。头上小棘发达，体上棱棘短钝粗强，腹部凸出；头冠较低，顶端具5个短钝粗棘。体长为体高5.5～5.8倍；头长为吻长2.2～2.3倍，为眼径8.5～9.4倍。吻细长，管状，吻长等于眼后头长。鳃盖突出，具放射状嵴纹。头侧及眶上、颊下各棘均较粗强。体部骨环11；尾部35～36。背鳍17，臀鳍4，胸鳍16。体淡褐色，头部及体侧有细小暗色斑点，且散布细小的银白色斑点。背鳍有黑色纵列斑纹。臀鳍、胸鳍淡色。

5. 冠海马　体侧扁，较小，背部隆起，体长为体高7.5倍，为头长5倍。头长为吻长2.1倍，为眼径5倍。头冠特别高大，约等于吻长，头冠顶端有4个突起。眼中等大，眼间隔中央凹，两侧各有一眶上突起。体部骨环10，尾部41。体环第1、4、10和尾环第4、10、15各节上的突起较长。背鳍13～14，臀鳍4，胸鳍14。体淡褐色，具暗色斑纹，有时亦呈黑褐色。背鳍亦具暗色纵带。

6. 小海马　体侧扁，较小，体长7.6～10厘米，头冠低小，上有5个短小钝棘。体长为头长4.5～7.8倍，头长为吻长2.4～3.4倍，为眼径4.1～6.4倍。吻管短于眼后头长。鳃盖凸出，无放射状嵴纹。头侧及眶上各棘均特别发达。体部骨环11，尾部37～38。以背侧棱棘为量发达，其次为腹侧棱棘，其他则短钝或不明显。腹部很突出不具棱棘。背鳍16～17，位于射干最后3环和尾部第1环的背方，臀鳍4，胸鳍12～13。体灰褐色，头上、吻部、颊部及体侧具不规则斑纹。腹缘黑褐色。

【生境分布】　栖息于近海藻类繁茂处，渡海时，头部向上，用背鳍和胸鳍的扇动，作直立游泳。常以尾端缠附于海藻茎枝上，以小型浮游甲壳动物为食。我国分布于东海及南海。浙江、福建、广东沿海已进行人工养殖。

【采收加工】　夏、秋二季捕捞，洗净，晒干；或除去皮膜及内脏，晒干。

【性状鉴别】

1. 线纹海马　呈扁长形而弯曲，体长约30厘米。表面黄白色。头略似马头，有冠状突起，具管状长吻，口小，无牙，两眼深陷。躯干部六棱形，尾部四棱形，渐细卷曲，体上有瓦楞形的节纹并具短棘。体轻，骨质，坚硬。气微腥，味微咸。

2. 刺海马　体长15～20厘米。头部及体卜环节间的棘细而尖。

3. 大海马　体长20～30厘米。黑褐色。

4. 三斑海马　体侧背部第1、4、7节的短棘基部各有1黑斑。

5. 小海马（海蛆）　体形小，长7～10厘米。黑褐色。节纹及短棘均较细小。

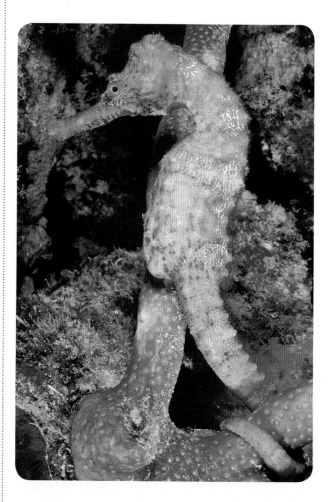

【炮　　制】　除去灰屑。用时捣碎或碾粉。

【性味功能】　味甘，性温。有温肾壮阳，散结消肿的功能。

【主治用法】　用于阳痿，遗尿，肾虚作喘，瘕积聚，跌扑损伤；外治痈肿疔疮。用法用量，3～9克。外用适量，研末敷患处。

【现代研究】

1. 化学成分　三斑海马含有谷氨酸、天冬氨酸、甘氨酸、脯氨酸等17种氨基酸以及钙、磷、钠、钾、镁、铁、锶、硅等19种无机元素。另外还含有硬脂酸胆甾醇，此外还推测含有胆甾二醇；刺海马含有蛋白质、脂肪以及多种氨基酸；大海马中含精氨酸、天冬氨酸、丙氨酸、谷氨酸等20多种氨基酸；尚含有药用价值较高的牛磺酸；另外还含有大量的钙、镁、钾、钠、铁，较多的锌、锰、铜和少量的铬、钴、硒等无机元素。

2. 药理作用　海马的乙醇提取物能诱发和延长雌性小鼠的动情期，使子宫和卵巢的重量增加，又能使雄鼠前列腺、精囊、提肛肌的重量明显增加；海马能增强小鼠耐缺氧性，减少单胺氧化酶的活性，降低过氧化脂体在体内的含量；此外，各种海马提取物均有钙通道阻断剂的作用。

♭ 海虾

【基　源】　本品为对虾科动物对虾或龙虾科动物龙虾等海产虾的肉或全体。

【原 动 物】　别名：对虾、龙虾、明虾、大虾、大红虾。对虾有1对大颚和2对小颚，为口器之组成部分。胸部附肢8对，其中3对成为颚足，为口器的一部分，5对为步足，前3对步足的末端均为钳状，以第3对为最长。后2对末端成爪状。腹部7节，分节明显，能屈曲；腹部附肢6对；第1对雌者内肢极小，雄者变为生殖器。第6对为尾肢，粗短，和腹部第7节尾节合成尾鳍。海虾体长两侧扁，雌性长18～24厘米，雄者稍短。体躯透明，雌者棕蓝色，雄者稍显黄色；全体被有甲壳。头胸甲较坚硬而宽大，前端中央延伸成长而尖的剑额，上缘具7～9齿；下缘具3～5齿。剑额下两侧具有柄的眼1对，头部有附肢5对，第1、2对成为两对鞭状触角，其第2对很长。

【生境分布】　生活于泥沙底的浅海，对虾为我国特产，分布于黄海、渤海及长江以北各海区。龙虾分布于东海和南海。

【采收加工】　捕捞后干燥。

【性味功能】　味甘、咸，性温。有补肾壮阳，开胃健脾，化痰的功能。

【主治用法】　本品甘咸而温，入肾经补肾壮阳，入脾、胃经健脾开胃，化痰。质优味美，可供食用。用量用法9～15克，内服：煎汤；或炒食、浸酒。外用：捣敷。

【现代研究】

药理作用　有营养强壮作用，能提升血浆中的ATP浓度，增进胸导管淋巴液的流量。虾壳有镇静作用。

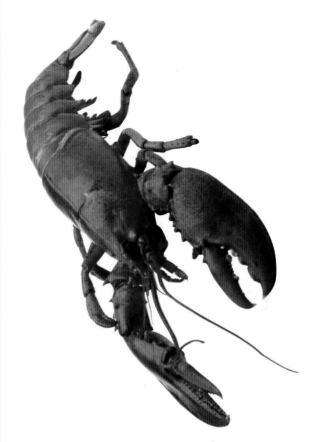

661

【应　用】

1. 补肾兴阳：对虾，烧酒浸服。

2. 阳痿：活海虾若干，浸酒中醉死，炒食。

【注意】　不宜与大罗菜、厚皮菜、苋菜、圆叶菠菜同食，以免影响钙的吸收。阴虚火旺者，疮肿及皮肤病患者忌服。

♭ 鱼鳔

【基　源】　本品为石首鱼科动物大黄鱼、小黄鱼或鲟科动物中华鲟、鳇鱼等的鱼鳔。

【原 动 物】　别名：鱼肚、鱼胶、鱼脬、白鳔。

1. 黄鱼　体侧扁，尾柄长约为高的3倍余。头较大，具发达黏液腔。下颌稍突出。侧线鳞56～58，背鳍起点至侧线间具鳞8～9枚。背鳍具9～11鳍棘，27～38（一般为31～33）鳍条。臀鳍具2鳍棘，7～10鳍条，第2鳍棘等于或稍大于眼径。体黄褐色,腹面金黄色,各鳍黄色或灰黄色。唇橘红色。鳔较大,前端圆形,具侧肢31～33对,每一侧肢最后分出的前小枝和后小枝等长。头颅内有2块白色矢耳石。椎骨26～27个,有时25个。体长圆形,侧扁,尾柄长为其高的2倍。头大,口宽而倾斜,上下颌略相等。下颌无须,颏部有6个细孔。上下颌具细牙,上颌外侧及下颌内侧牙较大,但无犬牙;腭骨及犁骨无牙。头及身体被栉鳞,鳞较大,侧线上鳞5～6个;背鳍及臀鳍鳍条膜上有2/3以上被小圆鳞。臀鳍鳍条少于10。鳔侧管2小分支平行但不相等,呈一长一短管状。小黄鱼外形与大黄鱼极相似,但体形较小,一般体长16～25厘米、体重200～300克。背侧黄褐色,腹侧金黄色。大小黄鱼的主要区别是:大黄鱼的鳞较小而小黄鱼的鳞片较大而稀少;大黄鱼的尾柄较长而小黄鱼尾柄较短;大黄鱼臀鳍第二鳍棘等于或大于眼径,而小黄鱼则小于眼径;大黄鱼骸部具4个不明显的小孔,小黄鱼具6个小孔;大黄鱼的下唇长于上唇、口闭时较圆,小黄鱼上、下唇等长、口闭时较尖。

2. 中华鲟　又称鳇鱼,国家一级保护动物。属于软骨硬鳞鱼类,身体长梭形,尾部犁状,基部宽厚,尾端尖,略向上翘。口下位,成一横列,口的前方长有短须。眼细小,眼后头部两侧,各有1个新月形喷水孔,全身披有棱形骨板5行。尾鳍歪形,上叶特别发达。中华鲟鱼,属世界27种鲟鱼之冠,它个体硕大,形态威武,长可达4米多,体重逾千斤。中华鲟是我国特产鱼类,体纺锤形,体表披5行硬鳞,尾长,口腹位,歪尾。鳇鱼体长约2米,最大的可长达5米以上。头略呈三角形,吻长而较尖锐。头部表面被有多数骨板。口下位,宽大,稍成弧形;口前方有吻须2对,内侧的须稍在前方,外侧的须较后。眼小,距吻端较近。左右鳃膜向腹面伸展,彼此愈合,全体被纵列的菱形骨板5行,骨板上有尖锐微弯的刺。背骨板1行,较大,10～16块,位于背部正中,从头后直连尾鳍。背、腹侧骨板各2行,背侧骨板32～46块;腹侧骨板8～12块;腹鳍基部之后有不太明显的骨板1～2块。身体其他部分光滑无鳞。背鳍43～57,位于后方;臀鳍26～36;其起点在背鳍的后下方。尾鳍歪形,上叶长而尖。体表黑青色,两侧黄色,腹面灰白色;背部骨板黄色,侧骨板黄褐色。

【生境分布】　大黄鱼主要栖息于80米以内的沿岸和近海水域的中下层。中华鲟主要分布于我国长江干流金沙江以下至入海河口,其他水系如赣江、湘江、闽江、钱塘江和珠江水系均偶有出现。分布于浙江、福建、上海等地。鳇鱼生活于大的河流中,多栖息于两江汇合、支流入口及急流的漩涡处。

【采收加工】　取得鱼鳔后,剖开,除去血管及黏膜,洗净压扁晒干;或洗净鲜用。溶化后,冷凝成的冻胶,称为鳔胶。

【性味功能】　味甘,平。有补肾益精,滋养筋脉,止血,散瘀消肿的功能。

【主治用法】　本品善于补肾益精,养血,养筋,止血活血消肿。用量用法10～15克,内服:煎汤;熬膏或研末服。外用:溶化涂敷。

【应用】

1. 肾水不足,阴虚血虚之症:鱼鳔500克(麸面炒焦,磨去粗末,再炒再磨),沙蒺藜120克,当归(酒洗)120克,肉苁蓉(去鳞甲,酒洗)120克,莲须、菟丝子(酒煮)120克。蜜丸,桐子大。每服6～9克。

2. 肾虚封藏不固,梦遗滑泄:黄鱼鳔胶500克(切碎,蛤粉炒成珠,再用乳酥拌炒),沙苑蒺藜240克(马乳浸一宿,隔汤蒸一炷香,焙干或晒干),五味子60克。研为细末,炼白蜜中加入陈酒再沸,候蜜将冷为丸,如绿豆大。每服80～90丸,空腹时温酒或盐汤送下。

【注意】　胃呆痰多者忌服。

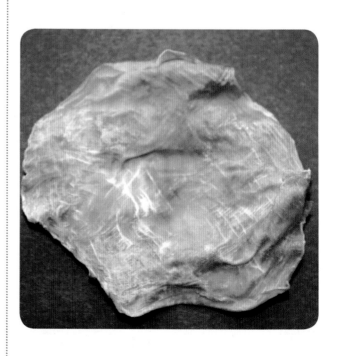

9 乌龟

【基　源】 本品为龟科动物乌龟的肉、血、胆汁。

【原动物】 体外具椭圆形的硬壳，壳的前后端各有一个大孔，头尾和四肢都可由此伸缩。硬壳可分为背甲、腹甲，后缘呈三角形凹状，各由大型的角质板和骨质板所组成，骨质板跟躯干部的背柱和肋骨愈合，硬壳是骨骼组成部分。吻较尖，无齿，上下颌有角质鞘，边缘锐利，能够咬断食物，头顶后部复以颗粒状的皮肤，头部前端上方有眼和鼻。四肢短，略扁平，具5趾，趾间有蹼，趾具爪，尾长且尖。背甲栗黄色，有3条纵隆起，中央的最显著，且为黑褐色。头、颈、四肢及尾均为橄榄色，头的两侧有少数黄色线状条纹，下颌有不规则的黄色线纹和斑点，颈上有由黄色斑点组成的线纹，腹甲深褐色，腹甲后缘、前缘及部分缝线均为淡黄色。

【生境分布】 生活于河流、池塘。吃虾、小鱼及植物性食物。分布于河北、陕西、山东、江苏、安徽、浙江、江西、台湾、河南、湖北、湖南、广东、广西、贵州、云南等地。

【性味功能】

龟肉：味甘酸，性温；无毒。有除湿痹，补阴虚，滋肾水，止血，解毒的功能。

龟血：味咸，性寒。有养血和络的功能。

龟胆汁：味苦，性寒。有明目消肿的功能。

【主治用法】

龟肉：治湿痹，风痹，筋骨疼痛，久年寒咳，夜多小便，小儿遗尿，痔疮下血，血痢，子宫脱垂；龟板治阴虚不足，骨蒸劳热，筋骨疼痛，小儿囟门不合及头疮、妇女胎前产后痢疾，女子赤白带下，阴痒。内服：煮食，0.5～1只；或入丸、散。

龟血：治闭经，跌打损伤，脱肛。内服：适量，和酒饮或煮食。

龟胆汁：治眼目肿痛。外用：适量，点眼。

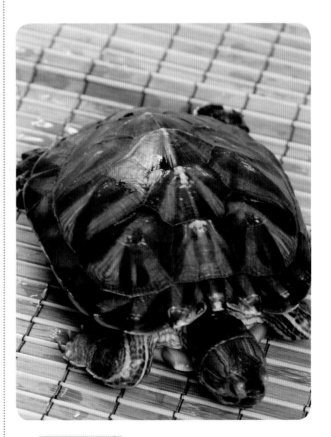

【应　用】

1. 龟肉配土茯苓熬膏服食，解杨梅疮毒，治一切疖肿湿疹。

2. 龟肉，加适量水煮烂，食盐调味食之，一日两次，治小儿遗尿。

3. 龟肉 500 克，小公鸡肉适量，共炖熟食之，治老人尿多。

4. 龟板及龟壳烤焦存性，研细末，每日两次，每次服 3 克，两个月为一疗程，治骨结核。

5. 乌龟头五个，石菖蒲 10 克，水煎服；或用乌龟头一个，焙干研末，一日两次，用黄酒送服，治脑震荡后遗症、头痛、头昏。

6. 龟肉 250 克，核桃仁 30 克，杜仲 10 克，同煮汤食用，可治神经衰弱，肾虚腰疼。

7. 玉米须龟肉汤：乌龟 1 ～ 2 只（烫死去皮、肠杂），玉米须 100 ～ 200 克（干品 50 ～ 100 克），同煮汤食用。有养阴，利水，消肿，止渴作用。适用于精神疲乏，糖尿病，口渴等症。

◗ 龟板

【基　源】　本品为龟科动物乌龟的背甲及腹甲。别名：龟甲，乌龟壳，乌龟板，下甲，血板，烫板。

【采收加工】　全年均可捕捉，以秋、冬二季为多，捕捉后杀死，剥取背甲及腹甲，除去残肉，称为血板。或用沸水烫死，剥取背甲及腹甲，除去残肉，晒干者，称为烫板。

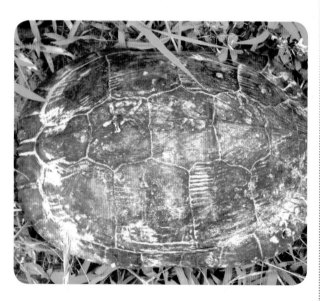

【性状鉴别】　甲及腹甲由甲桥相连，背甲稍长于腹甲，与腹甲常分离。背甲呈长椭圆形拱状，长 7.5 ～ 22 厘米，宽 6 ～ 18 厘米；外表面棕褐色或黑褐色，脊棱 3 条；颈盾 1 块，前窄后宽；椎盾 5 块，第 1 椎盾长大于宽或近相等，第 2 ～ 4 椎盾宽大于长；肋盾两侧对称，各 4 块，缘盾每侧 11 块，臀盾 2 块。腹甲呈板片状，近长方椭圆形，长 6.4 ～ 21 厘米，宽 5.5 ～ 17 厘米；外表面淡黄棕色至棕黑色，盾片 12 块，每块常具紫褐色放射状纹理，腹盾、胸盾和股盾中缝均长，喉盾、肛盾次之，肱盾中缝最短；内表面黄白色至灰白色，有的略带血迹或残肉，除净后可见骨板 9 块，呈锯齿状嵌接；前端钝圆或平截，后端具三角形缺刻，两侧残存呈翼状向斜上方弯曲的甲桥。质坚硬。气微腥，味微咸。

【炮　制】

1. 龟甲：置蒸锅内，沸水蒸 45 分钟，取出，放入热水中，立即用硬刷除净皮肉，洗净，晒干。

2. 醋龟甲：取净龟甲，照烫法用沙子炒至表面淡黄色，取出，醋淬，干燥。用时捣碎。

【性味功能】　味咸、甘，性微寒。有滋阴潜阳，益肾强骨，养血补心的功能。

【功能主治】　用于阴虚潮热，骨蒸盗汗，头晕目眩，虚风内动，筋骨痿软，心虚健忘。用法用量 9 ～ 24 克，先煎。

【现代研究】

1. 化学成分　含蛋白质（约 32%）、骨胶原，其中含有天冬氨酸、苏氨酸、蛋氨酸、苯丙氨酸、亮氨酸等多种氨基酸。另合碳酸钙约 50%。

2. 药理作用　对大鼠离体子宫有一定收缩作用；对人型结核杆菌有抑制作用；龟甲煎剂连续灌胃 6 天对大鼠内分泌系统有影响。

◗ 龟板胶

【基　源】　本品为龟科动物乌龟的背甲及腹甲加工品。

【原动物】　乌龟呈扁圆形，腹背均有坚硬的甲，甲长约 12 厘米，宽 8.5 厘米，高 5.5 厘米。头形略方，头部光滑，后端具小鳞，鼓膜明显。吻端尖圆，颌无齿而形成角质喙；颈能伸缩。甲由真皮形成的骨板组成，骨板外被鳞甲，亦称角板；背面鳞甲棕褐色，顶鳞甲后端宽于前端；中央为 5 枚脊鳞甲，两侧各有 4 枚肋鳞甲，缘鳞甲每侧 11 枚，肛鳞甲 2 枚。腹面鳞甲 12 枚，淡黄色。背腹鳞甲在体侧相连。尾短而尖细。四肢较扁平，指、趾间具蹼，后肢第 5 趾无爪，余皆有爪。

【生境分布】 常栖息在川泽湖池中。分布于河北、河南、江苏、山东、广西、湖北、四川、云南、陕西等地。

【采收加工】 全年均可捕捉，以秋、冬二季为多，捕捉后杀死，剥取背甲及腹甲，除去残肉，称为血板。或用沸水烫死，剥取背甲及腹甲，除去残肉，晒干者，称为烫板。

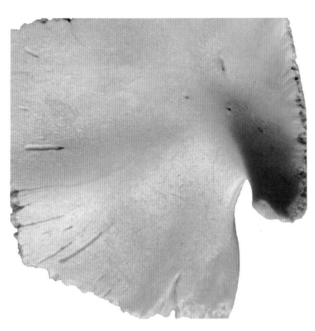

【性状鉴别】 本品背甲及腹甲由甲桥相连，背甲稍长于腹甲，与腹甲常分离。背甲呈长椭圆形拱状，外表面棕褐色或黑褐色。腹甲呈板片状，近长方椭圆形。外表面淡黄棕色至棕黑色，盾片12块，每块常具紫褐色放射状纹理，腹盾、胸盾和股盾中缝均长，喉盾、肛盾次之，肱盾中缝最短；内表面黄白色至灰白色，有的略带血迹或残肉，除净后可见骨板9块，呈锯齿状嵌接；前端钝圆或平截，后端具三角形缺刻，两侧残存呈翼状向斜上方弯曲的甲桥。质坚硬。气微腥，味微咸。

【炮　　制】
龟甲：置蒸锅内，沸水蒸45分钟，取出，放入热水中，立即用硬刷除净皮肉，洗净，晒干。

醋龟甲：取净龟甲，照烫法用沙子炒至表面淡黄色，取出，醋淬，干燥。用时捣碎。

【性味功能】 味咸、甘，性微寒。有滋阴潜阳，益肾强骨，养血补心的功能。

【主治用法】 用于阴虚潮热，骨蒸盗汗，头晕目眩，虚风内动，筋骨痿软，心虚健忘。用法用量，9～24克，先煎。

1. 化学成分　本品的主要成分为蛋白质，有15种氨基酸如赖氨酸、组氨酸、精氨酸、天冬氨酸、苏氨酸、丝氨酸等。此外，还含钾、钠、钙、镁、磷等金属元素。

2. 药理作用　本品能调节机体功能，激发机体自身调节的机制，增强自身稳定状态；能纠正甲亢阴虚动物模型全身各系统的病理、生理变化。

玳瑁

【基　　源】 本品为海龟科动物玳瑁的背甲。

【原 动 物】 别名：明玳瑁、玳瑁片。本品为海龟科动物玳瑁的背甲。本品为近圆形、三角形或多角形的板片，长10～20厘米，厚1.5～3毫米。边缘较薄，中央稍厚。表面呈暗褐色的半透明体。并有暗褐色与乳黄色的花纹，平滑而有光泽；内面密布白色的条纹或斑点，并有纵横交错的沟纹。质坚韧，不易折断，断面角质。

【生境分布】 分布于福建、台湾、海南岛、西沙群岛等地。为野生品种。

【采收加工】 全年均可捕捉。捕得后，将其倒悬，用沸醋浇泼，其甲即能逐片剥下，去净残肉，洗净，干燥。

【性状鉴别】 本品呈长方形、菱形、三角形、多角形或近圆形板片状，长8～24厘米，宽8～17厘米，厚1～3毫米，中间较厚，边缘薄似刀刃有不整齐的锯齿状。外表面平滑而有光泽，半透明状，有暗褐色与乳黄色相同的不规则花纹，背鳞甲中间有隆起的棱脊，斜切面显层纹；内表面有条纹形成云彩样纹理。质坚韧，不易折断，断面角质。气微，味淡。

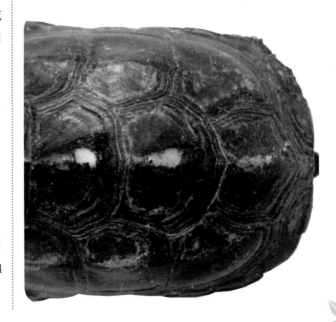

665

【性味归经】 味甘、咸，性寒。有平肝定惊，清热解毒的功能。

【功能主治】 治热病高热，神昏谵语抽搐，小儿惊痫，眩晕，心烦失眠，痈肿疮毒。内服：煎汤，用量9～15克；或磨汁；亦可入丸、散。外用：适量，研末调涂。

【现代研究】

1. 化学成分 玳瑁的背甲含角蛋白，其中含有赖氨酸、组氨酸等多种氨基酸；体脂含有月桂酸，棕榈酸，肉豆蔻酸，硬脂酸，花生酸，山嵛酸，不饱和酸及非皂化部分。

2. 药理作用 对免疫功能的影响，玳瑁的乙醇提取液，在体外对鼻咽癌患者T调节细胞亚群的T4和T8阳性细胞，仅有微弱诱导作用。

【应 用】

1. 原发性血小板减少性紫癜：玳瑁、黄药子、山豆根、北黄芪、当归、茜草根、仙鹤草、鸡血藤、丹皮、土大黄、紫草、蒲草、川芎、赤芍、三七各适量，制成蜜丸，每丸重15克，每服1丸，每日3次。儿童酌减。

2. 肝癌：与露蜂房、龟甲、海藻、鸦胆子、蟾酥等配用。

【注意】 本品甘寒，阳虚气虚，脾胃虚弱者慎用。

注：玳瑁为保护动物。

§鳖

【基 源】 本品为鳖科动物中华鳖或山瑞鳖的肉、血、胆汁。

【原 动 物】 别名：甲鱼。

1. 中华鳖 体呈椭圆形或近卵圆形，成体全长约30～40厘米。头尖，吻长，形成吻突呈短管状；鼻孔位于吻突前端，上下颌缘覆有角质硬鞘，无齿，眼小；瞳孔圆表，鼓膜不明显，颈部可长达70毫米以上，颈基部无颗粒状疣，头、颈可完全缩入甲内。背腹甲均无角质板而被有革质软皮，边缘具柔软的较厚的结缔组织，俗称裙边。背面皮肤有突起小疣，成纵行棱起，背部中央稍凸起，椎板8对，肋板8对，无臀板，边缘无缘板相连。背部骨片没有完全骨质化，肋骨与肋板愈合，其末端突出于肋板外侧。四肢较扁平，前肢5指；内侧三指有外露的爪；外侧二指的爪全被皮肤包裹而不外露，后肢趾爪生长情况亦同，指、趾间具蹼而发达。雄性体较扁而尾较长，末端露出裙边；雌性尾粗短，不露出裙边。泄殖肛孔纵裂。头颈部上面橄榄绿色，下面黄色，下颌至喉部有黄色斑纹，两眼前后有黑纹，眼后头顶部有10余个黑点。体背橄榄绿色或黑棕色，具黑斑，腹部肉黄色，两侧裙边处有绿色大斑纹，近尾部有两团豌豆大的绿色斑纹。前肢上面橄榄绿色；下面淡黄色，后肢上面色较浅。尾部正中为橄榄绿色，余皆为淡黄色。

2. 山瑞鳖 体近圆形，当体重9公斤时，长、宽达36厘米×21厘米，体重大者可达20公斤。体背隆起，皮肤粗糙，体背、边缘、颈基部、四肢及尾部均有大小不等的肉质喜钉状突起；体后部的鼓钉更大而密。边缘内质裙边甚为肥厚。四肢粗壮，侧扁。尾短，略呈扁圆锥形，基部宽，末端尖。体灰黑色、墨绿色、紫黑色或黑青莲色。头、四肢乌黑色或墨绿色。腹面乌黑色带紫，具深色斑块。

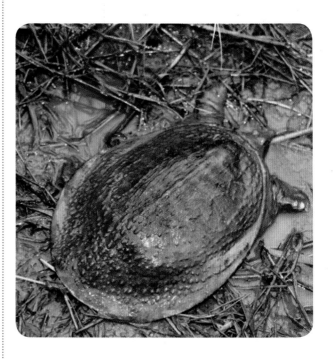

【生境分布】 生活于湖泊、河流、池塘及水库等水域。除新疆、宁夏、青海、西藏等地未见报道外，广泛分布于全国各地。

【采收加工】 捕捉杀死后，鲜用或冷藏。

【性状鉴别】

鳖肉：本品呈大小不等的块状，呈肉红色。质地柔软，有腥味。

鳖头：本品呈长圆锥形，吻端尖，颈部向上弯曲，长约6厘米，外表灰褐色，略有缩褶。质坚硬，不易折断。气腥。

【性味功能】

鳖肉：味甘，性平。有滋阴补肾，清退虚热的功能。

鳖血：味甘、咸，性平。有滋阴清热，活血通络的功能。

鳖胆：味苦，性寒。有解毒消肿的功能。

鳖卵：味咸，性寒。有补阴，止痢的功能。

鳖油：味甘、咸，性平。有滋阴养血，乌须发的功能。

鳖头：味甘、咸，性平。有补气助阳的功能。

【主治用法】

鳖肉：治虚劳羸瘦，骨蒸痨热，久疟，久痢，崩漏，带下，症瘕，瘰疬。内服：煮食，用量250～500克；或入丸剂。脾胃阳虚及孕妇慎服。

鳖血：治虚劳潮热，阴虚低热，胁痛，口眼斜，脱肛。内服：鲜饮，用量20～100毫升；或入丸剂。外用：鲜血涂敷。

鳖胆：治痔漏。外用：适量，涂敷。

鳖卵：治小儿久泻久痢。内服：煮食，用量2～6个。

鳖油：治体弱虚羸，须发早白。内服：佐餐，适量。

鳖头：治久痢，脱肛，产后子宫下垂，阴疮。内服：焙研，用量3～6克；或入丸剂。外用：适量，烧灰研末敷。

6 鳖甲

【基　源】　本品为鳖科动物鳖的背甲。

【原动物】　别名：团鱼盖，脚鱼壳，上甲。体呈椭圆形，背面中央凸起，边缘凹入。腹背均有甲。头尖，颈粗长，吻突出，吻端有1对鼻孔。眼小，瞳孔圆形。颈基部无颗粒状疣；头颈可完全缩入甲内。背腹甲均无角质板而被有软皮。背面橄榄绿色，或黑棕色，上有表皮形成的小疣，呈纵行排列；边缘柔软，俗称裙边。腹面黄白色，有淡绿色斑。背、腹骨板间无缘板接连。前肢5指，仅内侧3指有爪；后肢趾亦同。指、趾间具蹼。雄性体较扁，尾较长，末端露出于甲边；雌性相反。

【生境分布】　多生活于湖泊、小河及池溏旁的沙泥里。主产湖北、安徽、江苏、河南、湖南、浙江、江西等地。此外，四川、福建、陕西、甘肃、贵州亦产。以湖北、安徽二省产量最大。

【采收加工】　全年均可捕捉。捕捉到的活鳖，割下头部，放入沸水中汤2分钟左右，取出，洗净体表膜状物，再放锅内煮15～30分钟，取出背甲，去净残肉，洗净晒干即得。

【性状鉴别】　呈椭圆形或卵圆形，背面隆起，长

10～15厘米，宽9～14厘米。外表面黑褐色或墨绿色，略有光泽，具细网状皱纹及灰黄色或灰白色斑点，中间有一条纵棱，两侧各有左右对称的横凹纹8条，外皮脱落后，可见锯齿状嵌接缝。内表面类白色，中部有突起的脊椎骨，颈骨向内卷曲，两侧各有肋骨8条，伸出边缘。质坚硬。气微腥，味淡。

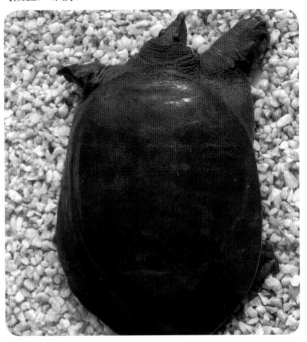

【炮　制】

鳖甲：置蒸锅内，沸水蒸45分钟，取出，放入热水中，立即用硬刷除去皮肉，洗净，晒干。

醋鳖甲：取净鳖甲，照烫法用砂烫至表面淡黄色，取出，醋淬，干燥。用时捣碎。每100公斤鳖甲，用醋20公斤。

【性味功能】　味咸，性微寒。有滋阴潜阳，软坚散结，退热除蒸的功能。

【主治用法】　用于阴虚发热，劳热骨蒸，虚风内动，经闭，瘕，久疟疟母。用法用量，9～24克，捣碎，先煎。

【现代研究】

1. 化学成分　含动物胶、角蛋白、碘质、维生素D等。

2. 药理作用　强壮作用，有抗疲劳作用。免疫促进作用，能显着提高小鼠空斑形成细胞的溶血能力，促进溶血素抗体生成；并增强小鼠迟发型超敏反应。能抑制结缔组织的增生，可消失结块；并具有增加血浆蛋白的作用，有谓可用于肝病所致的贫血。本品能抑制结缔组织的增生，故可消结块；并具有增加血浆蛋白的作用，有谓可用于肝病所致的贫血。

5 蟹

【基源】 本品为方蟹科动物中华绒螯蟹和日本绒螯蟹的肉和内脏。

【原动物】 别名：郭索、无肠公子、螃蟹、横行介士、毛蟹、稻蟹、方海、胜蓄芳蟹、河蟹、淡水蟹、毛夹子、大闸蟹、方蟹。

1. 中华绒螯蟹 头胸甲呈圆文武有，后半部宽于前半。一般长约55毫米，宽61毫米左右，个别可宽80～90毫米。背面隆起，额及肝区凹陷，胃区前面具6个对称的颗粒状突起，胃区与心区分界显着，前者周围有凹点。额宽，分4齿，眼窝上缘近中部处突出，略呈三角形、眼1对，具短柄，能活动。前侧缘具4锐齿，末齿最小而引入一隆线，斜行于鳃区外侧，沿后侧缘内方亦具一隆线。雄体螯足粗壮，比雌体的为大，掌与指节基部内外面密生绒毛，腕节内末端具1锐刺，长节背缘末端附近及步足的长节同样均具1锐刺。步足以最后3对较为扁平，腕七与前节的背缘各具刚毛，第4步足前节与指节基部的背缘与腹缘皆密具铡毛。雌体腹部近圆形，雄体略呈三角形，末端狭尖。背面青褐绿色，腹面色淡或灰白色。

2. 日本绒螯蟹 形态、大小与中华绒蟹颇为近似，额分4齿，居中的两齿较钝圆，两侧的较尖锐，额后部的突起不若前种那样锋锐。前侧缘另亦4齿，但末齿甚小，几乎仅留痕迹。螯足掌节有厚密的绒毛，并扩展至腕节末端及两指的基部，而指内缘的齿较钝。

【生境分布】 常穴居于江、河、湖泽或水田周围的泥岸，昼伏夜出，以鱼、虾等动物尸体或稻谷为食。秋季常回游到近海繁殖，雌蟹所抱的卵，至惊翌年3～5月间孵化，经多次变态，发育成幼蟹，再溯江河而上，在淡水中成长。我国沿海各地均有分布。

【采收加工】 多在立冬前后采捕，捕法可用竹簖或网具等。捕后洗净烫死，晒干或鲜用。

【性状鉴别】

1. 中华绒螯蟹 头胸甲圆方形，后半部宽于前半部，额宽分4齿，前侧缘有4锐齿。螯足雄性较雌性大，掌节与指节基部的内外侧密生绒毛，步足最后3对较为扁平，腕节与前节有刚毛。腹部雌圆雄尖，表面橘红色或土黄褐色。肢多脱落，壳硬脆，体软，气腥，味咸。

2. 日本绒螯蟹 头胸甲前窄后宽，额宽约当头胸甲

最宽处的1/3，前缘分4齿，中间2齿钝圆，两侧齿尖锐，额后突起不及中华绒螯蟹锋锐。

【性味功能】 味咸，性寒。有清热，散瘀，消肿解毒的功能。

【主治用法】 治湿热黄疸，产后瘀滞腹痛，筋骨损伤，痈肿疔毒，漆毒。内服：烧存性研末，或入丸剂，用量5～10克。外用：适量，鲜口捣敷；或绞汁滴耳；焙干研末调敷。

【应用】

1. 骨节离脱：生蟹捣烂，以热酒倾入，连饮数碗，其渣涂之，半日内，骨内谷谷有声即好，干蟹烧灰，酒服亦好。

2. 跌打骨折筋断：螃蟹，焙干研末，每次9～12克，酒送服。

3. 小儿解颅：蟹螯并白及烂捣，涂颅上。

4. 湿热黄疸：蟹烧存性研束，酒和丸如梧桐子大，每服50丸，白汤下，日服2次。

5. 疥癣：螃蟹焙干研末，调猪脂敷患处。

6. 漆疮延及满身：捣烂生蟹涂之。又可敷疥疮湿癣之久不愈者。

7. 妇人产后儿枕疼：山螃蟹不拘多少，用新瓦焙干，热烧酒服，良效。

【现代研究】

1. 化学成分 可食部100克含水分80克，蛋白质14克，脂肪2.6克，碳水化物0.7克，灰分2.7克；钙141毫克，磷191毫克，铁0.8毫克，维生素A230国际单位，硫胺素0.01毫克，核黄素0.51毫克，尼克酸2.1毫克；又含微量（0.05%）胆甾醇。

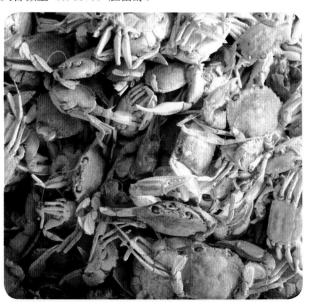

9 牡蛎

【基　源】　本品为牡蛎科动物长牡蛎、大连湾牡蛎或近江牡蛎的贝壳。别名：蛎蛤、牡蛤、海蛎子壳、海蛎子、生蚝。

【原动物】　别名：蛎蛤、牡蛤、海蛎子壳、海蛎子、生蚝。

1. 近江牡蛎　贝壳呈圆形、卵圆形、三角形或略长，壳坚厚，较大者壳长100～242毫米，高70～150毫米，左壳较大而厚，背部为附着面，形状不规则。右壳略扁平，表面环生薄而平直的鳞片，黄褐色或暗紫色，1～2年生的个体，鳞片平薄而脆，有时边缘呈游离状；2年至数年的个体，鳞片平坦，有时后缘起伏略呈水波状；多年生者鳞片层层相叠，甚为坚厚。壳内面白色或灰白色，边缘常呈灰紫色，凹凸不平，铰合部不具齿，韧带槽长而宽，如牛角形，韧带紫黑色。闭壳肌痕甚大，位于中部背侧，淡黄色，形状不规，常随壳形变化而异大多为卵圆形或肾脏形。

2. 长牡蛎　贝壳呈长条形，坚厚，一般壳长140～330毫米，高57～115毫米，长比高约大3倍，已知最大的长达722毫米。左壳稍凹，壳顶附着面小，右壳较平如盖，背腹缘几乎平行，壳表面淡紫色、灰白色或黄褐色。自壳顶向后缘环生排列稀　疏的鳞片，略呈波状，层次甚少，没有明显放射肋。壳内面瓷白色，韧带槽长而宽大，闭壳肌痕大，位于壳的后部背侧，呈棕黄色马蹄形。

3. 大连湾牡蛎　贝壳略呈三角形，壳坚厚，一般壳长55～63毫米，宽95～130毫米，壳顶尖，至后缘渐加宽。右壳较扁平，如盖状，壳顶部鳞片趋向愈合，较厚；渐后腹缘鳞片渐疏松，且起伏呈波状，无显著放射肋。壳

表面淡黄色，杂以紫褐色斑纹，左壳突起，自顶部开始有数条粗壮放射肋，边缘肋上的鳞片坚厚翘起。壳内而凹陷如合状，白色，铰合部小，韧带槽长而深呈长三角形。闭壳肌痕白色或带紫色，位于背后方。

669

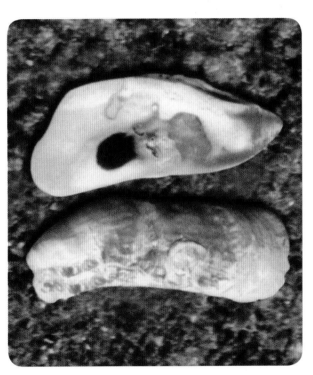

【生境分布】　生活于低潮线附近、江河入海近处、泥滩及泥沙质海底、潮间带的蓄水入口及岩礁上。我国沿海等地均有分布。

【采收加工】　全年均可采收，去肉，洗净，晒干。

【性状鉴别】

1. 长牡蛎　呈长片状，背腹缘几乎平行，长10～50厘米，高4～15厘米。右壳较小，鲜片坚厚，层状或层纹状排列，壳外面平坦或具数个凹陷，淡紫色、灰白色或

黄褐色，内面瓷白色，壳顶二侧无小齿。左壳凹下很深，鳞片较右壳粗大，壳顶附着面小。质硬，断面层状，洁白。无臭，味微咸。

2. 大连湾牡蛎　呈类三角形，背腹缘呈八字形，右壳外面淡黄色，具疏松的同心鳞片，鳞片起伏成波浪状，内面白色。左壳同心鳞片坚厚，自壳顶部放射助数个，明显，内面凹下呈盒状，铰合面小。

3. 近江牡蛎　呈圆形、卵圆形或三角形等。右壳外面稍不平，有灰、紫、棕、黄等色，环生同心鳞片，幼体者鳞片薄而脆，多年生长后鳞片层层相叠，内面白色，边缘有时淡紫色。

【炮　　制】　生牡蛎：洗净、晒干，碾碎用。

煅牡蛎：将洗净的牡蛎，置无烟炉火上煅至灰白色，取出放凉，碾碎。

【性味功能】　味咸，性微寒。有平肝潜阳，重镇安神，软坚散结，收敛固涩的功能。

【主治用法】　用于眩晕耳鸣，惊悸失眠；瘰疬瘿瘤，症瘕痞块；自汗盗汗；遗精；崩漏；带下等。用法用量，煎服，9～30克；宜打碎先煎。外用适量。收敛固涩宜煅用，其他宜生用。

【现代研究】

1. 化学成分　本品含碳酸钙、磷酸钙及硫酸钙。并含镁、铝、硅等微量元素及多种氨基酸。

2. 药理作用　本品所含的碳酸钙有收敛、制酸、止痛等作用，有利于胃及十二指肠溃疡的愈合；另有镇静、镇痛、抗惊厥、降血脂等作用。

蚌

670

【基　源】　本品为蚌科动物背角无齿蚌或褶纹冠蚌、三角帆蚌等蚌类的肉。

【原 动 物】

1. 背角无齿蚌　贝壳2片，呈具有角突的卵圆形，壳长约为壳高的1.5倍。前端稍圆，后部略呈斜切形，末部钝尖，腹缘弧形。壳顶部位于背缘中央稍偏前方。壳前背缘短于后背缘；后背缘的后端与后缘的背部形成一钝角突起，后背部有自壳顶射出的3条粗肋脉。壳面绿褐色，平滑，有细环形肋脉，顶部刻划，略呈同心圆的4～6条肋脉。铰合部无齿；韧带坚固，闭壳肌痕长椭圆形，大而浅；外套肌痕显明。壳内面珍珠层乳白色，有光泽，边缘

部为青灰色。足宽大，扁平，呈斧状。生活于江河、湖沼中。全国大部分地区有分布。

2. 褶纹冠蚌　贝壳略似不等边三角形。前部短而低，前背缘冠突不明显。后部长而高，后背缘向上斜出，伸展成为大型的冠。壳面深黄绿色至黑褐色。铰合部强大，左右两壳各有1高大的后侧齿，前侧齿细弱。分布亦很广泛，全国大部分地区有产。

3. 三角帆蚌　贝壳略呈四角形。左右两壳顶紧接在一起，后背缘长，并向上突起形成大的三角形帆状后翼，帆状部脆弱易断。铰合齿发达，左壳有拟主齿和侧齿各2枚；右壳有拟主齿2枚，侧齿1枚。分布长江流域及河北地区。

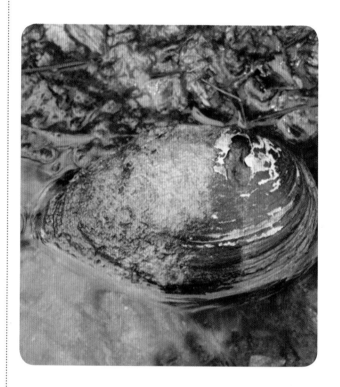

【采收加工】　全年均可捕捉，去壳取肉，洗净，鲜用。

【性味功能】　味甘、咸，性寒。有清热，滋阴，明目，解毒的功能。

【主治用法】　治烦热，消渴，血崩，带下，痔瘘，目赤。内服：煮食，用量90～150克。

【现代研究】

1. 化学成分　洞穴丽蚌、楔形丽蚌和猪耳蚌含锰、铁、镁、铜、锌等。

2. 药理作用　从蚌肉和蚌泪中提取的有效成分具有明显的抗小鼠腹水肝癌和艾氏腹水癌作用，瘤肿抑制率为

30%～59.2%。

【应　用】

1. 小儿胎毒、湿疹：鲜河蛤蜊一个。烧存性，研细。香油调涂患处。

2. 鼻疗：活河蛤蜊一个，冰片0.3克，硼砂0.6克。将硼砂和冰片研细，放入蛤蜊壳内。待死后，用水溶液滴入鼻内。

【注意】　脾胃虚寒者慎服。

5 真珠

【基　源】　本品为珍珠贝科动物合浦母贝、珠母贝、大珠母贝、长耳珠母贝或蚌科动物三角帆蚌、褶纹冠蚌、背角无齿蚌等贝壳中外套膜受刺激形成的珍珠。

【原动物】　别名：珍珠、蚌珠、真珠子、药珠、珠子、濂珠。

1. 合浦珠母贝　贝壳为斜四方形，壳质较脆，壳长50～90毫米，宽18～32毫米，高与长相近，较大个体高可达100毫米以上。壳顶位于前方，两侧有耳，前耳较后耳稍小。两壳不等，右壳较平，左壳稍凸，右壳前耳下方有一明显的足丝凹陷。背缘平直；腹缘圆，壳面淡黄褐色，同心生长轮脉极细密，成片状，薄脆易脱落，壳中部常呈磨损状近腹缘的排列紧密，延伸成小舌末端稍翘起，足丝孔大，足丝呈毛发状。壳内面中部珍珠层厚而发达，具极强的珍珠光泽。有的外套膜受刺激后，上皮组织急剧裂殖，形成珍珠囊，且不断分泌珍珠质，才逐渐形成珍珠。壳内面边缘淡黄色，无珍珠层。铰合线直，有一突起主齿，沿铰合线下方有一长齿片。韧带紫褐色，前上掣肌痕明显，位于壳顶下方，闭壳肌痕大，长圆形，前端稍尖，位于壳中央稍近后方。

2. 珠母贝　贝壳呈不规则圆形，壳质坚厚，一般壳长110～150毫米，大者可达200毫米左右，高与长近等，左壳稍凸略大于右壳，壳顶位于背缘前端并向前弯，右壳顶前方有一凹陷，为足丝出孔，两壳耳不明显，壳表面棕褐色或绿褐色，壳顶光滑，暗绿色，其余部分被有同心形鳞片，鳞片延伸至壳的边缘呈棘状或锯齿状，中部鳞片常脱落，多数留有淡白色放射状。壳内面珍珠层厚，有虹彩光泽，铰合线直，无齿，韧带强壮，紫褐色，前上掣肌痕较小，闭壳肌痕宽大，长圆形，略呈葫芦状，外套缘黑色，肛门膜具黑色素，肥厚宽大，顶端有一小突起。

3. 大珠母贝　贝壳近五边形，略圆，壳质坚实厚重，成体壳长超过200毫米，大者可达300毫米以上，重大4～5公斤，是珍珠贝中最大的一种，壳稍平，壳顶位于背缘前端，前耳小，无后耳。壳表面鳞片排列不规则，呈灰黄褐色，放射肋淡褐色，老贝壳体鳞片常脱落，显露珍珠层，放射肋不明显。壳内面具很厚的银白色珍珠层，边缘部黄褐色。铰合部后端稍突出。韧带宽厚，脱落后有一凹痕。闭壳肌痕宽大，的肾形，痕面不平滑，有许多横纹。肛门膜舌形，末端宽圆。

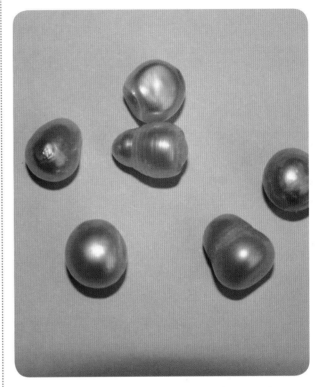

4. 长耳珠母贝　贝壳近方形，壳长100毫米左右，个体比合浦珠母稍大，壳顶位于前方，无前耳，后耳较长，成翼状突起，右壳较平，左壳稍凸。壳表边缘鳞片层薄，成片翘起。壳内面具银白色珍珠层，闭壳肌痕细长。

5. 三角帆蚌　贝壳大而扁平，壳质坚硬，外形略呈三角形。左右两壳顶紧接在一起，后背缘长，并向上突起形成大的三角形帆状后翼，前背缘短小，呈尖角状。腹缘近直线，略呈弧形。壳面不平滑，壳顶部刻有粗大的肋脉。生长线同心环状排列，距离宽。贝壳内面平滑，珍珠层乳白色。

6. 褶纹冠蚌　贝壳较大，略呈不等边三角形。前背缘冠突不明显，后部长高，后背缘向上斜出伸展成为大形的冠。壳的后背部自过错顶起向后有一系列的逐渐粗大的纵肋。腹级长近直线。壳面深黄绿色至黑褐色，壳顶常受侵蚀而丢失表层颜色。珍珠层有光泽。

7. **背角无齿蚌** 贝壳外形呈有角突的卵圆形，前端稍圆，后端呈斜切状，腹缘呈弧形。后背部有自壳顶射出的三条粗肋脉。壳面绿褐色。闭壳肌痕长椭圆形。壳内面珍珠层乳白色。

【生境分布】 栖息于风浪较平静的海湾中，泥沙、岩礁或砾较多的海底，以足丝固着生活于岩礁或石块上，以潮流通畅、水质较肥的海区生长较好。从低潮线附近至水深 10 米左右均有生长，通常在 5 米的深处较多。以硅藻为主食，适且生长温度在 15～30℃之间，产卵期 5～10月，生长速度较快，一般 2 年壳高即可达 70 毫米左右；栖息于潮间带低潮线附近，以足丝固着于岩礁缝际或珊瑚礁内，且多固着于背风浪的岩石基部。分布于我国沿海。

【采收加工】 天然珍珠，全年可采，以 12 月为多。从海中捞起珠蚌，剖取珍珠，洗净即可。

人工养殖的无核珍珠，在接种后养殖一年以上，即可采收，但以养殖二年采收的珍珠质量较佳。采收的适宜时间为秋末，因河蚌分泌珍珠质主要是 4～11 月。

【性状鉴别】 本品呈类球形、长圆形、卵圆形棒形等，直径 1.5～8 毫米。表面类白色、浅粉红色、浅黄色、浅蓝色等，半透明，光滑或微有凹凸，具特有的彩色光泽。质坚硬，破碎面显层纹。无臭，无味。

【炮　　制】 珠粉：取珍珠洗净，用布包好，加豆腐与水共煮约 2 小时，取出，洗净，捣碎，加水少许，研成极细粉末，干燥即成。

【性味功能】 味咸、甘，性寒；无毒。有安神定惊，清肝明目，解毒生肌的功能。

【主治用法】 治惊悸怔忡，心烦失眠，惊风癫痫，目赤翳障，口舌生疮，咽喉溃腐，疮疡久不收口。内服：研末，每次 0.3～1 克，多入丸、散，不入汤剂。外用：适量，研末干撒、点眼或吹喉。

【现代研究】

1. **化学成分** 主含碳酸钙。珍珠中的元素有铝、铜、铁、镁、锰、钠、锌、硅、钛、锶等。

2. **药理作用** 珍珠提取液对离体兔肠有抑制作用。

672

⑤ 珍珠母

【基　　源】 本品为蚌科动物三角帆蚌、褶纹冠蚌或珍珠贝壳动物马氏珍珠贝的贝壳。

【原动物】 别名：珠牡丹、珠母、明珠母。

1. **合渍珠母贝** 贝壳为斜四方形，壳质较脆。壳顶位于前方，两侧有耳，前耳较后耳稍小。两壳不等，右壳较平，左壳稍凸，右壳前耳下方有一明显的足丝凹陷。背缘平直；腹缘圆，壳面淡黄褐色，同心生长轮脉极细密，成片状，薄脆易脱落，壳中部常呈磨损状近腹缘的排列紧密，延伸成小舌末端稍翘起，足丝孔大，足丝呈毛发状。壳内面边缘淡黄色，无珍珠层。铰合线直，有一突起主齿，沿铰合线下方有一长齿片。韧带紫褐色，前上掣肌痕明显，位于壳顶下方，闭壳肌痕大，长圆形，前端稍尖，位于壳中央稍近后方。

2. **珠母贝** 贝壳呈不规则圆形，壳质坚厚。壳顶位于背缘前端并向前弯，右壳顶前方有一凹陷，为足丝出孔，两壳耳不明显，壳表面棕褐色或绿褐色，壳顶光滑，暗绿色，其余部分被有同心形鳞片，鳞片延伸至壳的边缘呈棘状或锯齿状，中部鳞片常脱落，多数留有淡白色放射状。壳内面珍珠层厚，有虹彩光泽，铰合线直，无齿，韧带强壮，紫褐色，前上掣肌痕较小，闭壳肌痕宽大，长圆形，略呈葫芦状，外套缘黑色，肛门膜具黑色素，肥厚宽大，顶端有一小突起。

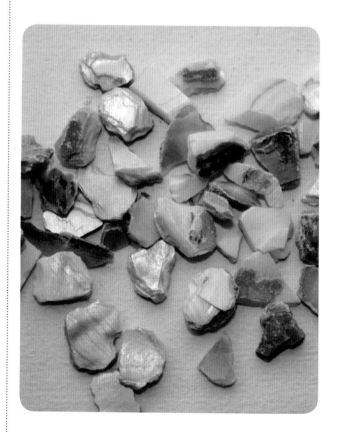

【生境分布】 栖息于风浪较平静的海湾中，泥沙、岩礁或砾较多的海底。主要分布于广东、海南、广西及西沙群岛等沿海地带。

【采收加工】 全年均可采收。捞取贝壳后，除去肉质、泥土，洗净，放入碱水中煮，然后放入淡水中浸洗，取出，刮去外层黑皮，晒干或烘干。

【性状鉴别】

1. 三角帆蚌 完整的贝壳，略呈不等边四角形。壳面生长轮呈同心环状排列。后背缘向上突起，形成大的三角形帆状后翼。壳内面外套痕明显：前闭壳肌痕呈卵圆形，后闭壳肌痕略呈三角形。左、右壳均具2枚拟主齿，左壳具2枚长条形侧齿，右壳具1枚长条形侧齿；具光泽。质坚硬，气微腥，味淡。

2. 褐纹冠蚌 完整的贝壳呈不等边三角形，后背缘向上伸展成大形的冠。壳内面外套痕略明显；前闭壳肌痕大，呈楔形，后闭壳肌痕呈不规则卵圆形，在后侧齿下方有与壳面相应的纵肋和凹沟。左、右壳均具1枚短而略粗的后侧齿及1枚细弱的前侧齿，均无拟主齿。

3. 合浦珠母贝 完整的贝壳呈斜四方形，后耳大，前耳小，背缘平直，腹缘圆，生长线极细密，成片状。闭壳肌痕大，长圆形，具一突起的长形主齿。

【炮 制】 珍珠母：取原药材，除去杂质及灰屑，打碎。煅珍珠母：取净珍珠母置适宜器内，用武火加热，煅至酥脆，取出放凉，打碎。

【性味功能】 味咸，性寒。有平肝潜阳，安神定惊，清肝明目的功能。

【主治用法】 用于治头眩，耳鸣，心悸，失眠，癫狂，惊痫等。用法用量 煎服，10～25克；宜先煎。或入丸、散剂。外用适量。

【现代研究】

1. 化学成分 本品主要含碳酸钙和角壳蛋白，尚含铝、铜、铁、锌等多种无机元素以及多种氨基酸。

2. 药理作用 本品对兔的耳壳血管及血压无作用，但能增大离体蟾蜍心跳振幅，降低离体兔肠张力，对兔有短暂的利尿作用。珍珠层4N 盐酸提取液能抑制组织胺对离体豚鼠小肠的收缩作用。其乙醚提取液能抑制组织胺对肠管的收缩，防止组织胺引起豚鼠的休克及死亡。马氏珍珠贝及褶纹冠蚌等珍珠层注射液对四氯化碳性肝损伤有保护作用，能使肝细胞损害减轻，谷丙转氨酶的恢复加快。

§ 石决明

【基 源】 本品为鲍科动物杂色鲍、皱纹盘鲍、羊鲍等的贝壳。

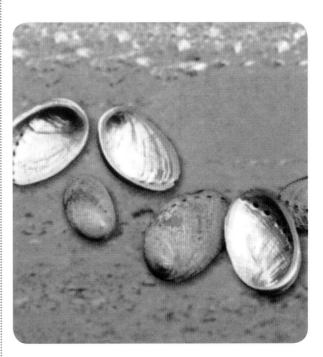

【原动物】 别名：真珠母、鳆鱼甲、九孔螺、千里光、金蛤蜊皮。

1. 杂色鲍 海产软体动物。贝壳较小型而坚厚，呈椭圆形，有3个螺层，缝合线浅。螺旋部极小，体螺层极宽大，几乎占贝壳全部，壳顶钝，略高于体螺层的壳面。自第二螺层中部开始至体螺层边缘，有30多个一列突起和小孔，前端突起小而不显著，末端8～9个特别大，并且开口。体螺层被突起和小孔形成的螺肋区分成上下两部分：上部宽大，成一倾斜面；下部窄小，前端与上部略呈垂直，壳面呈绿褐色；生长纹极明显，呈一条条明显的肋状条纹。贝壳内面白色，有美丽的彩色光泽；壳口椭圆形，与体螺层大小相等。

2. 羊鲍 贝壳大型，极坚厚，呈卵圆形。有3个螺层，螺旋部小，体螺层极宽大，几乎占贝壳的全部。壳顶钝，略高于体螺层的壳面，位于贝壳前端中心处；体螺层的中部开始至边缘具有30多个突起，4～6个开口与外界相通。壳面粗糙，生长纹明显。

【生境分布】 栖息在潮间带及低潮线附近，以腹足吸附在岩石下或岩石缝间。分布于暖海地区，如福建、广东、海南等沿海地带。

【采收加工】 5～9月为捕获季节。捕获时要迅速，趁其不备时捕捉或用铲将其自岩石上迅速铲下，剥除肉作副食品，洗净贝壳，除去壳外附着的杂质，晒干。

【性状鉴别】

1. 杂色鲍 长卵圆形，内面观略呈耳形，长7～9厘米，宽5～6厘米，高约2厘米。表面暗红色，有多数不规则的螺肋和细密生长线，螺旋部小，体螺部大，从螺旋部顶端开始向右排列有20余个疣状突起，末端6～9个开孔，孔口与壳面平。内面光滑，具珍珠样彩色光泽。壳较厚，稍光滑，质坚硬，不易破碎，断面厚0.5～10毫米，有较明显的层次。无臭，味微咸。

2. 皱纹盘鲍 长椭圆形，长8～12厘米，宽6～8厘米，高2～3厘米。表面灰棕色，有多数粗糙而不规则的皱纹，生长线明显，常有苔藓类或石灰虫等附着物，末端4～5个开孔，孔口突出壳面，壳较薄，断面0.5～5毫米。

3. 羊鲍 近圆形，较小，长4～8厘米，宽2.5～6厘米，高0.8～2厘米。顶端位于近中部而高于壳面螺旋部与体螺各占1/2，从螺旋部边缘有2行整齐的突起，尤以上部较为明显，末端4～5个开孔呈管状。

【炮　　制】 石决明：取原药材，除去杂质，洗净，干燥，捣碎。

煅石决明：取净石决明置适宜容器内，于无烟的炉火中，用武火加热，煅至酥脆时取出放凉，碾碎。

【性味功能】 味咸，性寒。有平肝潜阳，除热明目的功能。

【主治用法】 用于肝阳上亢、头目眩晕、虚劳骨蒸、吐血、青盲内障等。用法用量　煎服，3～15克；宜先煎。平肝、清肝宜生用，外用宜煅用、水飞。

【现代研究】

1. 化学成分 本品主要含碳酸钙，亦含有机质和少量的镁、铁、硅酸盐、硫酸盐、磷酸盐、氯化物和极微量的碘。煅烧后碳酸盐分解，产生氧化钙，有机质则被破坏。

2. 药理作用 本品有有清热、镇静、降血压、拟交感神经的作用；还有抗菌、保肝、抗凝血等作用。

海蛤

【基　源】 本品为帘蛤科动物文蛤和青蛤等的

贝壳。

【原动物】 海产软体动物。贝壳坚厚，背缘略呈三角形，腹缘略呈圆形。壳顶突出，位于贝壳中部，略靠前方，壳顶尖端微向腹面弯曲。贝壳表面膨胀光滑，外面被有一层光泽如漆的黄灰色壳皮。由壳顶开始常有许多环形的褐色带，顶部具有齿状花纹，有的壳全为暗褐色，放射线和轮线不明显，老年时壳顶的表皮很易脱落而现白色。外套线痕显明，外套窦短，呈半圆形，后闭壳肌痕大。呈卵形，前闭壳肌痕较狭，略呈半圆形。

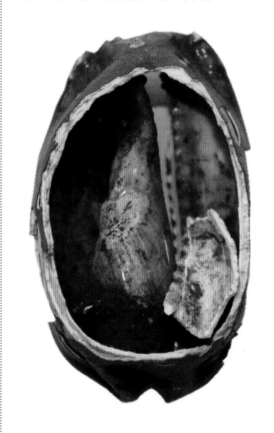

【生境分布】 栖息于浅海泥沙中。分布于我国沿海地区，北自辽宁，南至海南岛等地区均有。

【采收加工】 春、秋季捕捞，去肉，洗净，晒干。

【性状鉴别】

1. 文蛤 扇形或类圆形，背缘略呈三角形，腹缘呈圆弧形壳顶突出，位于背面，稍靠前方。壳外面光滑，黄褐色，同心生长纹清晰，通常在背部有锯齿状或波纹状褐色花纹。壳内面白色，边缘无齿纹，前后壳缘有时略带紫色，铰合部较宽，右壳有主齿3个及前侧齿2个；左壳有主齿3个及前侧齿1个。质坚硬，断面有层纹。无臭，味淡。

2. 青蛤 类圆形。壳顶突出，位于背侧近中部，歪向一方。壳外面淡黄色或棕红色，同心生长纹突出壳面略呈环肋状，沿此纹或有数条灰蓝色轮纹，腹缘细齿状。壳内面乳白色或青白色，光滑无纹，边缘常带紫色并有整齐的小齿纹，铰合部左右两侧均具齿3枚，无侧齿。质地细腻，薄而脆，锯时铁从纵斜纹处及生长纹处断裂，断面厚0.5～1.5毫米。层纹不明显。无臭，味淡。

【炮　制】

炮制蛤壳：取原药材，洗净干燥，碾碎或碾粉。

煅蛤壳：取净蛤壳，置无烟的炉上或置适宜的容器内，煅至酥脆，取出放凉，打碎。

【性味功能】　味咸，性寒。有清肺化痰，软坚散结的功能。

【主治用法】　用于痰热咳嗽，瘿瘤，痰核，胁痛，湿热水肿等。煎服，用量10～15克，先煎；或入丸、散。外用：适量，研末撒或调敷。

【现代研究】

1. 化学成分　本品含碳酸钙、壳角质、氨基酸等。另含钠、铝、铁、锶等。

2. 药理作用　本品有抗衰老作用，能降低过氧化脂质，提高超氧化酶岐化酶活性。还有抗炎作用。

8　瓦楞子

【基　源】　本品为蚶科动物魁蚶、泥蚶及毛蚶的贝壳。

【原动物】　别名：蛤壳、瓦屋子、花蚬壳。

1. 魁蚶　贝壳斜卵圆形，坚厚。两壳合抱，左壳比右壳稍大，极膨胀，壳顶突出，向内弯曲，稍超过韧带面。韧带梭形，具黑褐色角质厚皮。背部两侧略呈钝角，壳前缘及肤缘均呈圆形；后缘延伸呈截形。壳面白色，被棕褐色绒毛状壳皮，壳顶部壳皮带脱落，使壳顶呈白色。壳内面白色，铰合部直，铰合齿60～70枚，中间者细小直立，两端渐大而外斜。闭壳肌痕明显，前痕小，卵形；后痕大呈梨形，外套痕明显，鳃黄赤色。壳边缘厚，有与放射肋沟相应的齿状突起。

2. 泥蚶　壳顶突出且向内卷壳表被有棕色壳皮，极易脱落，尤以顶部为甚，故壳常呈白色，壳背面具放射肋纹18条，肋间沟较肋纹为宽；放射纹仅后方数条光滑，其余均由粒状突起排列而成，顶端细密，至腹面粗糙；壳之前端钝圆，向后延伸，背面斜下，故后端尖瘦。韧带为黑褐色角质皮，呈矛头状，壳顶前方部分较后部大，铰合

部直，铰合齿约为40枚，两端粗而稀，向中央渐渐细密。壳内面边缘有与肋纹相应的凹陷，无肋，但在中前方有稍稍突起的细放射花纹，约占2/3的面积；闭壳骨痕较明显，略似圆形，后者大于前者，外套膜较发达，边缘呈与放射肋相应的波状。无足丝。

3. 毛蚶　壳顶突出，而尖端又向内卷入，位于背前方，壳表被有棕褐色茸毛，顶部者极易脱落，故壳常呈白色，壳前端边缘均圆，向后逐渐延伸，背面斜下，使壳的后端呈瓣状，左壳稍大于右壳，每壳具放射肋纹30～34条，以31条者较多，肋纹与肋间沟宽度相等，壳的边缘亦有相同数目与肋纹及肋间沟相当的凹陷。两壳的肋纹显然不同，右壳除前端数条有突起外，其余均极平滑，而左壳则只有后端10余条较为平滑，其余则均由长方形小突起排列而成，放射肋在顶端细弱，向下变粗壮，两壳壳顶距离较远，韧带呈披针形，铰合部直，铰合齿50枚左右，两端粗而稀疏，向中央则渐渐细密。壳内面亦有与肋纹相当的突起，无肋纹，但有很细密的线形花纹；闭壳肌痕显明，前闭壳肌痕呈卵形，较小，下端尖，后闭壳肌痕呈鸡心形。两壳之中上部极膨胀。外套膜边缘厚，呈波纹状，外侧印有与贝壳边缘相同之齿纹。足不很发达。无足丝。

【生境分布】　生活于潮下带5米至10～30米深的软泥或泥沙质海底或生活于浅海泥沙底。产于各地沿海地区。

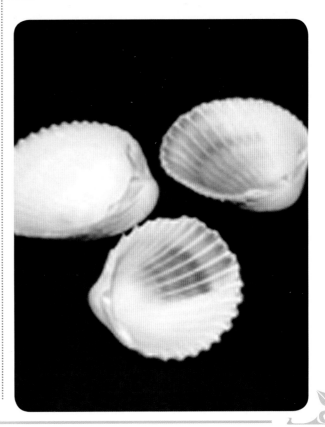

1. 魁蚶　贝壳呈斜卵圆形，左右两壳形状相同，左壳稍大于右壳。长约8厘米，宽约6厘米。背面隆起，有42～48条直楞　（放射肋）　如瓦垄状，由顶端向周围放射楞纹明显，由灰褐色和白色相间而成，无明显结节，被棕色细毛。壳内面乳白色，光滑，上端边缘有与肋纹相应的凹陷，而形成突出的锯齿约70枚（铰合齿）。质坚硬，能砸碎，断面白色。气无，味淡。

2. 泥蚶　贝壳较小，长2～4.5厘米，宽1.5～4厘米，放射肋18～20条，由断续的粒状突起构成。铰合齿约40枚。

3. 毛蚶　贝壳较短而宽，长2～4.5厘米，宽1.5～4厘米，放射肋30～34条，肋上有小结节，表面被有带毛的壳皮。铰合齿约50枚。

【炮　　制】

瓦楞子：取原药材，用水洗净，捞出，干燥，碾碎。生品用于散瘀消痰。

煅瓦楞子：取净瓦楞子置适宜容器内，于无烟的炉火中，煅至酥脆，取出放凉，碾碎。

【性味功能】　味咸，性平。有消痰软坚散结，制酸止痛的功能。

【主治用法】　同用于治痰火郁结之瘿瘤、瘰疬、痰核等证。用法用量，煎服，用量10～15克，宜打碎先煎。研末服，每次1～3克。

【现代研究】

1. 化学成分　本品均主含碳酸钙，并含有机质及少量铁、镁、硅酸盐、磷酸盐等。

2. 药理作用　本品所含的碳酸钙能中和胃酸，减轻胃溃疡之疼痛。

676

紫贝

【基　　源】　本品为宝贝科动物蛇首眼球贝、山猫宝贝或绶贝等的贝壳。

【原动物】

1. 蛇首眼球贝　贝壳小型，坚固，略呈卵圆形。壳长约3厘米，宽约2.4厘米，高约1.5厘米。贝壳表面被有一层珐琅质，光滑，有美丽的光泽。成贝的螺旋部为珐琅质所埋没，体螺层占全壳极大部分。贝壳周缘呈深褐色，前后端为淡褐色，背面有大小不同的白斑散布，腹面周缘呈灰青色。壳口狭长，内外两唇周缘各有细白的齿14～17个。幼体的壳薄，可看到2～3个螺层，壳面乳白色，背面中部有一条宽褐色带。体柔软，可全部缩入壳内。头部宽，吻短，触角长而尖，眼突出，位于触角的外侧。足部发达。

2. 山猫宝贝　贝壳中型，壳长约4.3厘米，宽约2.7厘米，高约2.2厘米，周缘及底部呈白色；背面呈褐色，上布有不规则的深褐色及淡蓝色的斑点。壳口唇周缘各有齿26～29个，齿间为血红色。绶贝：贝壳中型，壳长约4.5厘米，宽约2.7厘米，高约2.1厘米。周缘为乳红色，上有暗蓝褐色斑点，两端呈暗褐色；背面为灰白色，具稠密褐色的不规则纵纹。底壳微红色，周缘有暗蓝色斑点散布。壳口两唇周缘微红色，各有褐色细齿23～26个。

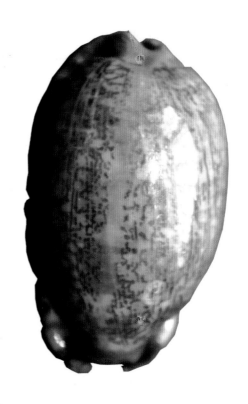

【生境分布】　生活于低潮线附近岩石或珊瑚礁的洞穴内。布于海南岛、福建、台湾等地。

【采收加工】　5～7月间捕捉，除去肉，洗净晒干。

【性味功能】　味咸，性平。有平肝潜阳，镇惊安神，清肝明目的功能。

【主治用法】　用于惊悸心烦不眠，小儿斑疹，目赤云翳。用量 10～15 克，煎服。宜打碎先煎。

【应　用】

1. 肝阳上亢，头晕目眩：与牡蛎、石决明、磁石等同用，以增强平肝潜阳之力。

2. 惊悸失眠：与磁石、龙骨、酸枣仁等同用，共收安神、平肝之效。

3. 小儿惊风、高热抽搐者：与珍珠母、羚羊角、钩藤等配伍。

4. 肝热目赤肿痛、目生翳膜、视物昏花等症：与蝉蜕、菊花、夏枯草等配伍。

【注意】　脾胃虚弱者慎用。

蛤蜊

【基　源】　本品为蛤蜊科动物四角蛤蜊等的肉。

【原动物】　别名：吹蛤梨、蛤刺、吹潮、沙蛤、沙蜊、白蚬子、白蚶子、布鸽头。四角蛤蜊，贝壳略呈四角形，质坚，壳长 36～48 毫米，壳高 34～46 毫米，壳宽 28～37 毫米，壳顶突出，略向前屈，并向内卷，位于背缘中央略靠前方。小月面及楯面心形。壳面中部膨胀，并向前后及近腹缘急遽收缩，壳顶白色，幼小个体通常淡紫色，近腹缘为黄褐色，腹面边缘常有一条狭黑边。生长线略粗，形成凹凸不平的同心环纹。壳内面白色,略具光泽。外韧带小，淡黄色膜状；内韧带发达，呈三角形，黄褐色。铰合部狭长，左壳具 1 枚分叉主齿，右壳有 2 枚主齿排列成八字形。两壳前后侧齿均呈片状，左壳单片，右壳为双片。前闭壳肌痕略小，卵圆形；后闭壳肌痕稍大，近圆形。外套窦不甚深，末端钝圆。外套膜边缘双层，内缘有分枝的小触手。小管黄白色，末端具触手。足部发达，呈斧状。

【生境分布】　生活于潮间带中、下区及浅海泥沙滩中。栖埋深度 50～100 毫米，喜栖息于近河口沿海。北方生殖季节在 4～6 月。我国沿海均有分布。

【采收加工】　四季均可采捕，捕得后，用沸水烫过，剖壳取肉，鲜用或晒干。

【性味功能】　味咸，性寒。有滋阴，利水，化痰，软坚的功能。

【主治用法】　治消渴，水肿，痰积，癥块，瘿瘤，崩、带、痔疮。内服：煮食。

【现代研究】

1. 化学成分　鲜文蛤肉含有蛋白质 10%，脂肪 1.2%，炭水化合物 2.5%，还含钙、磷、铁、维生素等。

2. 药理作用　文蛤组织液提取物对葡萄球菌有抑制作用。杂色蛤组织液提取物对艾瘤腹水型、肝癌腹水型和肝癌实体型均有抑制作用。

【应　用】

1. 项下瘿瘤（包括淋巴腺肿、甲状腺肿等）：蛤蜊肉经常煮食。

2. 肺结核、阴虚盗汗：蛤蜊肉加韭菜（韭黄更好）煮作菜经常食。

【注意】　不宜多食。

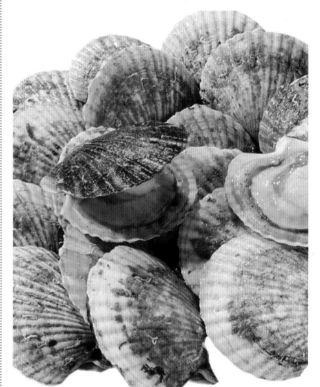

淡菜

【基　源】　本品为贻贝科动物厚壳贻贝、翡翠贻贝及其他贻贝类的肉。

【原动物】　别名：东海夫人、壳菜、海蜌、红蛤、珠菜、海红。

1. 厚壳贻贝　贝壳 2 片，长约 15 厘米左右，呈楔形。壳顶尖小，位于壳之最前端，腹缘略直，背缘与腹缘构成

30 度角向后上方延伸，背缘呈弧形。壳后缘圆，壳面由壳顶沿腹缘形成一条隆起，将壳面分为上下两部，上部宽大而斜向背缘；下部小而弯向腹缘，生长纹明显，但不规则。壳表面棕黑色，壳顶常磨损而显白色。壳内面灰蓝色，具珍珠光泽。由背部韧带末端向下，绕壳后缘至腹缘末端有一宽黑色边缘。壳表的壳皮绕壳缘卷向内缘形成一红褐色狭缘。外套痕及闭壳肌痕明显，前闭壳肌痕小，位于壳顶内方，后闭壳肌痕大，卵圆形，位于后端背缘。壳顶内面具有 2 个小主齿。韧带褐色。外套膜在一点愈合，外套缘具有分枝状的触手。足后端成片状，前端呈棒状。足丝粗，淡黄色。

2. 贻贝　贝壳呈楔形或不等三角形，壳长度不及高的 2 倍，宽度为高的 1/4 ～ 1/3，一般壳长 60 ～ 80 毫米。壳质薄，前端尖细，后端宽广。壳顶在壳的最前端，前方有淡褐色的菱形小月面，壳腹缘较足丝伸出处略凹入。背缘与腹缘形成的夹角大于 45° 后缘宽圆。壳表面自壳顶起沿腹缘向后突起，达壳的中部后渐收缩。生长线细而明显，自壳顶始，或环形排列生长，放射肋不明显。壳皮黑褐购，具光泽，并包被壳的边缘，壳顶及腹缘常呈淡褐色，顶部壳皮易脱医治，露出淡紫色壳质。壳内面白色或淡紫色，具珍珠样光泽。外套痕、闭壳肌痕明显，前闭壳肌痕小，半月形，位于壳顶下方；后闭壳肌痕大，椭圆形，位于后端略偏背缘。缩足肌痕、中足丝收缩肌痕及后足足丝收缩肌痕愈合成一狭长的带状，并与后闭壳肌痕相连。铰合部长，约等于壳长的 1/2，有不发达的铰合齿 2 ～ 12 枚。韧带深褐色，约与铰合部等长。足丝较细软，淡褐色。

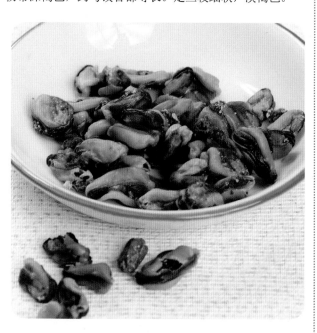

678

3. 翡翠贻贝　贝壳呈楔形，壳质中等厚，一般壳长 136 毫米，高 58 毫米，宽 38.5 毫米。壳顶尖，呈喙状，腹缘直或稍弯，背缘与腹缘约成 30° 角。壳表面翠绿色，前半部常呈绿褐色，光滑而有光泽，壳面前端具有降起肋。生长线较细密，绕壳顶环生。壳内面瓷白色，珍珠光泽不强，由壳彼卷入的角质层狭缘为碧绿色。无前闭壳肌痕；后闭壳肌痕大，略呈圆形，位于壳后端背侧。铰合齿左壳 2 枚，右 1 枚。外套缘较薄，具有触手状突起。足细呈棒状，足丝细软，淡黄色。

【生境分布】　生活于浅海岩石间。分布黄海、渤海及东海等区域。

【采收加工】　全年可采。捕得后，取肉，鲜用或加工为淡菜干。

【性味功能】　味甘，性温。有补肝肾，益精血，消瘿瘤的功能。

【主治用法】　治虚劳羸瘦，眩晕，盗汗，阳痿，腰痛，吐血，崩漏，带下，瘿瘤，疝瘕。内服：煎汤，用量 15 ～ 30 克。或入丸、散。

【应　用】

1. 头晕及睡中盗汗：淡菜（焙燥，研细粉）90 克，陈皮（研细粉）60 克。研和，蜂蜜为丸，每服 6 克，1 日 3 次。

2. 头晕腰痛，小便余沥，妇女白带，下腹冷痛：淡菜用黄酒洗过，和韭菜煮食，有补肾助阳之功。

3. 高血压，耳鸣眩晕：淡菜 15 克，焙干研细末，松花蛋 1 个，蘸淡菜末，每晚 1 次吃完，连吃 5 ～ 7 天。

⑤ 田螺

【基　源】　本品为田螺科动物中国圆田螺和中华圆田螺的全体。

【原动物】　别名：田中螺、黄螺。

1. 中国圆田螺　贝壳大，外形呈圆锥形，其高度大于壳口高度。壳顶尖。体螺层膨大。贝壳表面光滑无肋，具有细密面明显的生长线，有时在体螺层上形成褶襞。壳面黄褐色或绿褐色。壳口呈卵圆形，上方有一锐角，周缘具有黑色框边，外唇简单，内唇上方贴覆于体螺翅上，部分或全部遮盖脐孔。脐孔呈缝状。厣角质，为一黄褐色卵圆形薄片，具有明显的同心圆的生长纹，厣核位于内唇中央处。

2. 中华圆田螺　贝壳大，呈卵圆形，壳质薄而坚实。壳高50毫米，宽40毫米。螺层6～7层，各层表面膨大，螺层在宽度上增长迅速，螺旋部较短而宽；体螺层特别膨大；壳顶尖锐，缝合线深。壳面呈绿褐色或黄褐色。壳口为卵圆形，周缘经常具有黑色的框边。外唇简单内唇肥厚，遮盖脐孔。脐孔呈缝状。

【生境分布】

1. 中国圆田螺　生活于水草茂盛的湖泊、水库、河沟、池塘及水田内，常以宽大的足部在水库及水草上爬行。以多汁水生植物的叶及藻类为主要食料。本种广泛分布于全国各地。

2. 中华圆田螺　生活于池塘、湖泊、水田及缓流的小溪内。分布于河北、山东、陕西、山东、江苏、安徽、浙江、江西、湖北、湖南等地。

【采收加工】　春季至秋季捕捉，捕得后洗净，鲜用。

【性状鉴别】　以干净无泥。完整不破碎者为佳，干燥的田螺。全体已缩入螺壳内，螺壳圆锥形，外面灰褐色，有光泽，质脆易碎。

【性味功能】　味甘、咸，性寒。有清热，利水，止渴，解毒的功能。

【主治用法】　治小便赤涩，目赤肿痛，黄疸，脚气，浮肿，消渴，痔疮，疔疮肿毒。内服：适量，煎汤；取涎；或煅存性研末。外用：适量，取涎或捣敷。

【现代研究】

化学成分　含蛋白质、脂肪、碳水化合物、钙、磷、铁、硫胺素、核黄素、尼克酸、维生素A。具有利水消肿作用。

【应　用】

1. 热性的小便不通：用田螺5枚，葱白60克，食盐15克，同捣烂，用锅炒热，以布缠裹熨脐。

2. 痔疮：用田螺适量，捣烂敷患处，一日数次。

3. 肝热眼红痛：田螺数个，先漂净后，用清水再漂，取吐出的涎点眼，或捣螺肉汁点眼亦可。

4. 耳炎、火眼：将田螺靥拨开，放入冰片或黄连末少许，将田螺水滴入耳内或眼内。

5. 子宫下垂：大田螺7个，用水漂净，去盖，将明矾和红糖（适量）塞入，待螺体化水，取其液加冰片外擦。

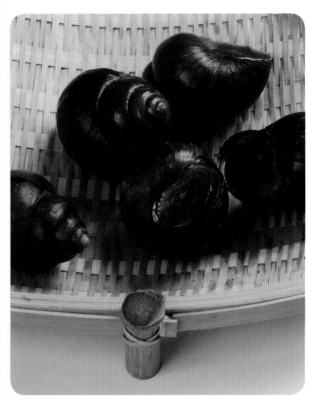

❺ 鹤

【基　源】　本品为鹤科动物丹顶鹤的肉等。

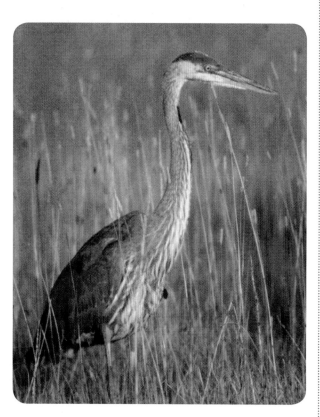

【原 动 物】　别名：丹顶鹤、鹤、白鹤、仙鹤、仙禽、胎禽。大型鸟类，全身几近钝白色；头顶裸出部分为鲜红色。额和眼先微具黑羽；喉、颊和颈大部分暗褐色；次级和三级飞羽均黑，且形长而弯曲成弓状，覆于整个白色尾羽上。雌雄同色。嘴长绿灰色；脚灰黑色，爪灰色。

【生境分布】　栖息于芦苇或其他杂草丛生的沼泽带。夜间停息于四周环水的草滩上。性杂食。巢多营于周围环水的浅滩上，每窝产卵 1 ～ 2 枚，卵椭圆形，苍灰色，钝端有茶色斑点。繁殖在黑龙江西北部，冬季见于江西、江苏和山东等地。

【性味功能】

鹤肉：味咸，性平。有益气，解热的功能。

脑髓：味甘、淡，性平。有明目的功能。

【主治用法】

鹤肉：治消渴。内服：煮食，用量 50 ～ 100 克。

脑髓：治目暗。内服：煮食，适量。

注：国家一级保护动物，严禁捕猎。

❺ 鹳

【基　源】　为鹳科动物白鹳的骨。

【原 动 物】　别名：白鹳、冠雀、鹳雀、负釜、黑尻、背灶、皂裙、鹳、老鹳、捞鱼鹳。大型鸟类。全身大都白色；翅上大覆羽黑褐；小翼羽外黑翈黑色，内翈黑褐，在翼缘处缀以白色；初级覆羽黑色，位于内侧者的外翈散缀以银灰色；肩羽较长，呈黑而金属光泽，为紫铜色。飞羽大多黑色而内着铜绿光泽，初级飞羽基部白色，人侧初级飞羽以及大部分飞羽的外翈，除边缘和先端以外，均呈银灰色，颈下羽毛形长而呈矛状。嘴角黑色而先端稍淡；眼周及颏囊裸出部分朱红色；脚暗朱色。

【生境分布】　性宁静而机警。常单个或小群温游在开阔平原的池塘、沼泽的浅水中觅食或静等饵物。休息时常一脚站立。有时栖止于大树干上。飞时颈和脚呈一直线，飞行强健和缓慢。以鱼、蛙、昆虫及小型鼠类为食。营巢于高大松树或橡树上。国内大部分地区均有分布，但数量较少。

【性味功能】　味甘，性寒。有解毒，止痛的功能。

【主治用法】 治瘰疬，腹痛，喉痹，蛇咬伤。内服：煎汤，6～10克；或炙黄或烧灰存性，研末，每次6～10克。

注：国家保护动物，严禁捕猎。

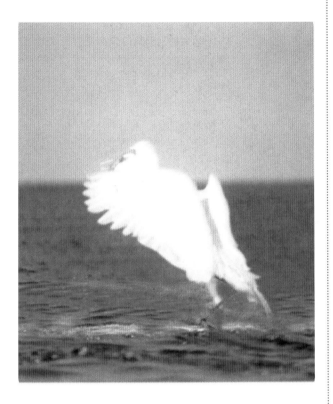

⑤ 鹈鹕

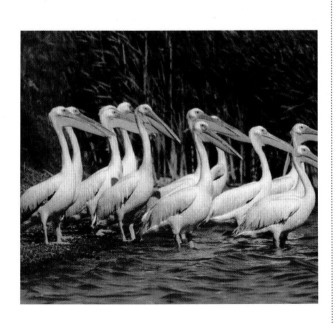

【基 源】 本品为鹈鹕科动物斑嘴鹈鹕的脂油等。

【原动物】 别名：斑嘴鹈鹕、淘河、逃河、淘鹤、淘鹅、犁涂、水流鹅。大型鸟类，体长约1.5米。嘴长而宽大，浅红黄色中带有蓝黑色斑点嘴下有一大暗紫色的囊。头、颈白色，枕有倭红色羽冠，后颈有1条长的粉红色翎领。上背、肩羽以及翅上的三级飞羽和中小覆羽等均淡黄褐色。肩、上背较浅，羽缘白或褐色；翼大而阔，第5枚次级飞羽缺如；初级和次级飞羽、初级覆羽黑褐色，初级飞羽较深；下背、腰白而沾些淡红色。尾羽银灰色，尖端苍白，羽干末端黑褐色，基部浅黄色。胸腹白色，胸羽成矛状；胁、腋羽和尾下覆羽与腰同色。虹膜淡红黄色；眼脸及眼周橙黄色；眼先青铅色。脚棕黑色，4趾间有全蹼相连，爪角黄色。

【生境分布】 栖息在沿海沼河川地带。性喜群居和游泳。以鱼为主要食料。分布于我国河北以南的东部地区。

【性味功能】

嘴：味咸，性平。有涩肠的功能。

脂油：味咸，性温。有拔毒，通络的功能。

【主治用法】

嘴：治赤白久痢。内服：烧灰存性研末，用量5～10克。

脂油：治痈肿，行痹，耳聋。外用：适量，绵裹塞耳。

毛皮：治反胃吐食。

注：国家二级保护动物，严禁捕猎。

⑤ 鹅

【基 源】 本品为鸭科动物家鹅的肉等。

【原动物】 别名：家鹅、舒雁、家雁。体长约60～80厘米。嘴扁阔，前额有肉瘤，雄者膨大，黄色或黑褐色。颈长。体躯宽壮，龙骨长，胸部丰满。尾短。羽毛白色或灰色。脚大有蹼，黄色或黑褐色。体躯站立时昂然挺立。

【生境分布】 水性好，善在水中生活。群性强，性很勇敢，喜斗遇人或其他动物时，常头向前下方伸，张开两翅用嘴喙击而无所顾忌。听觉灵敏，鸣声宏大，又好相应和。以青草、蔬菜、种籽、糠麸等植物 性为食。以华东、华南地区饲养较多。一般饲养于河湖近旁。

681

【采收加工】 四季均可宰杀，冬季最好，除去羽毛及内脏，取肉鲜用。

【功能主治】

鹅肉：益气补虚，和胃止渴。治虚羸，消渴。内服：适量，煮熟，食肉或汤汁。

鹅血：解毒。主治晚期血吸虫病。生鹅血半杯，加少许热黄酒饭后服，每日1～2次。此方连续服用，有改善体征，消除腹水，缩小肝脾之效；对血吸虫病，侏儒症，有促使发育之功。治噎嗝反胃：饭后服生鹅血，服法同上。

鹅胆：解热，止咳，消疮痔。主治慢性气管炎，咳嗽气喘。鹅胆每次吞服1个，每日2次（鹅去氢胆酸可治慢性气管炎）。

鹅脂：治手足皲裂。外用涂擦患部，每日2～3次。

鹅涎：治骨刺鲠喉。

【注意】 湿热内蕴者禁食。

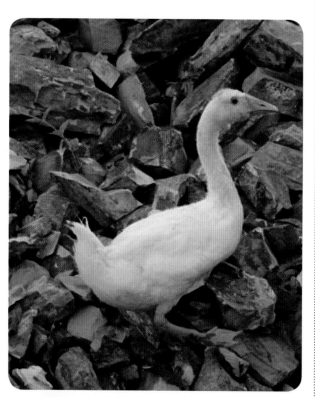

⑨ 雁

【基源】 本品为鸭科动物白额雁、鸿雁等肉。

【原动物】

1. 白额雁 雄鸟体长约70厘米，雌鸟较小。嘴扁平，被有软皮，肉色或玫瑰色，尖端具角质嘴甲，灰色或白色。

虹膜棕色。嘴基和前额皆有白色横纹。头和颈、背部羽毛棕黑，羽缘灰白色。尾羽亦棕黑色，羽缘白色。胸、腹部棕灰色，布有不规则黑斑。幼鸟无此黑斑，嘴基亦无白纹。腿和脚橙黄色，有4趾，前3趾间具蹼，后1趾，前3趾间具蹼，后1趾小而不着地，蹼淡黄色；爪短而钝，白色或黑色。

2. 鸿雁 雄鸟成体长约90厘米，雌鸟较雄鸟为小，雌雄羽毛相似。嘴裂基部有2条黑褐色颚纹，颏及喉棕红。头顶至枕部为棕褐色，向后渐深。颈部除正中棕褐色外，余均白色。背肩、三级飞羽暗褐色，羽缘淡棕色；初级飞羽灰褐，端部转黑褐色；次级飞浓褐；翅上覆羽灰褐，羽缘棕白以至白色。下背和腰黑褐色。前颈下部和胸部均淡肉红色，向后渐淡至下腹转为纯白色。胁部暗褐，羽缘棕白。翅下覆羽及腋羽暗灰。尾羽暗褐色，尾上覆羽前褐后白，尾下覆羽和尾侧覆羽纯白。嘴黑色，雄雁的上嘴基部有一瘤状突。虹膜赤褐色或褐色，趾跗橙黄色，爪黑色。

【生境分布】 栖息于旷野、湖泊、河川和沼泽地带，有时也可见于森林中在草原和茂密的芦苇间筑巢。以植物为主要食物，也吃少量贝类。每年4～5月产卵，每窝5～8枚，呈乳白色。分布于东北北部、内蒙古东部；东北南部、包头、阿尔泰山脉、黄河上游、河北、青岛；长江下游；福建、台湾。

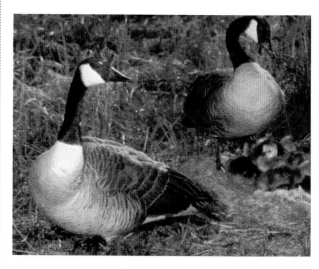

【功能主治】

雁肉：祛风，舒筋壮骨。治诸内麻木不仁筋脉拘挛，半身不遂。内服：适量，煮食。

雁脂：益气解毒，舒筋活血。主治气血不足，筋挛，肾虚脱发，痈肿疮毒。

注：国家保护动物，严禁捕猎。

❺ 鹜（鸭）

【基 源】 本品为鸭科动物家鸭。

【原动物】 家鸭，家禽。嘴长而扁平，颈长，体扁。翅小，覆翼羽大。用面如舟底。尾短，公鸭尾有卷羽4枚。羽毛甚密，色有全白、栗壳、黑褐等不同。公鸭颈部多黑色而有金绿色光泽，且叫声嘶哑。脚矮，前3趾有蹼，后1趾略小。

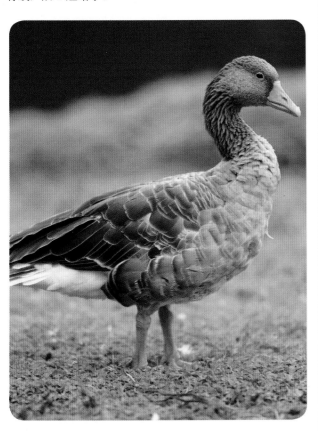

【生境分布】 鸭喜合群，胆怯。无飞翔力，善游泳。主食谷类、蔬菜、鱼虫等。我国大部分地区饲养，定型的3个类型为北京鸭、金定鸭（卵用麻鸭）、高脚鸭（卵肉兼用型）。

【功能主治】

鸭头：利水消肿。治水肿尿涩，咽喉肿痛。内服：入丸、散。外用：适量，涂敷。

鸭血：补血，解毒。治劳伤吐血，贫血虚弱，药物中毒。内服：乘热生饮或隔水蒸熟，100～200毫升。外用：适量，涂敷。

鸭涎：异物哽喉。治异物哽喉，小儿阴囊被蚯蚓咬伤肿亮。外用：适量，含漱或涂敷。

鸭脂：消瘰散结，利水消肿。治瘰疬，水肿。外用：适量，涂敷。

鸭胆：清热解毒。治赤肿痛，痔疮。外用：适量，涂敷。

❺ 鸭卵

【基 源】 本品为鸭科动物家鸭的卵。别名：鸭子、鹜实、鹜元、鸭蛋。

【采收加工】 取鸭蛋鲜用，或加工成咸蛋、变蛋（皮蛋）。

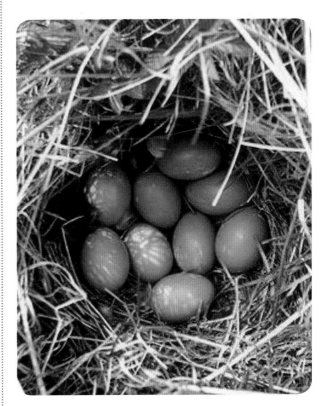

【性状鉴别】 鸭蛋呈卵圆形，长径5～9厘米，表面类白色或淡青绿色，外壳坚硬，光滑，皮破后内有白色厚膜，较坚韧。蛋清呈胶体，无色半透明，遇热固化变性成白色固体，蛋清内有2条系膜与蛋黄相连。蛋黄黄色或橘红色，胶体外有核膜包围，遇热易固化呈固体，手搓易呈粉状。气微腥，味淡。

【性味功能】 味甘，性凉。有滋阴，清肺，平肝，止泻的功能。

【主治用法】 治胸膈结热，肝火头痛眩晕，喉痛，齿痛，咳嗽，泻痢。内服：煎汤，煮食或开水冲服，1～2个。宜盐腌煮食。

【应　用】

妇人胎前产后赤白痢：生姜（取自然汁）适量，鸭子一个（打碎，入姜汁内搅匀）。共煎至八分，入蒲黄9克，煎五、七沸，空心温服。

【注意】 不宜多食，脾阳不足，寒湿泻痢，以及食后气滞痞闷者禁食。

⑤ 凫

【基　源】 本品为鸭科动物绿头鸭的肉。

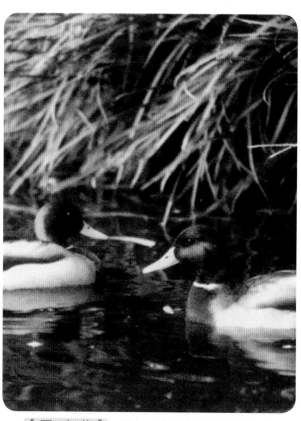

【原动物】 别名：绿头鸭、鹜、沈凫、松凫、野鸭、野鹜、晨凫、大红腿鸭、凫鸭、大麻鸭、水鸭。体长约60厘米。体重1000克左右。雄鸟头和颈辉绿色，颈下有一白环。上背和肩暗灰褐色，密杂以黑褐色纤细横斑，并镶着棕黄色羽缘；下背转为黑褐，羽缘较浅。腰和尾上覆羽黑色，并着金属绿光辉。两翅在都灰褐色；翼镜蓝紫色，其前后缘均为绒黑色，更外缀以白色狭边，三色相衬极为醒目。尾羽大部分白色，仅中央4枚色黑而上卷。胸栗色，羽缘浅棕；下胸的两侧、肩羽及胁大多灰白；腹淡灰，尾下覆羽绒黑色。雌鸟尾羽不卷，体黄褐色，并杂有暗褐色斑点。虹膜红褐色；嘴呈黄绿色，嘴甲黑色；脚橙黄色，趾间有蹼，爪黑色。

【生境分布】 栖息于河湖芦苇丛中性较机警，常结小群飞行。习于夜间觅食，主要以植物为主，兼吃贝类、蠕虫及甲壳类等。初春繁殖，每窝产卵8～14枚，卵灰绿或黄棕。在我国北方繁殖，在长江流域或更南地区越冬。

【采收加工】 宜冬季捕捉，除去羽毛及内脏，取肉鲜用。

【性味功能】 味甘，性凉。有补中益气，和胃消食，利水，解毒的功能。

【主治用法】 用于病后体弱，食欲不振，虚赢乏力，脾虚水肿，脱肛，久疟，热毒疮疖。内服：适量，煮食。

注：国家保护动物，严禁捕猎。

【注意】 不可与木耳、胡桃、豉同食。

⑤ 鹭

【基　源】 本品为鹭科动物白鹭的肉。

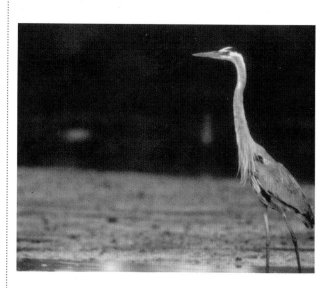

【原动物】 别名：白鹭、春鉏、鹭鸶、白鹭鸶。小型鹭类。雌雄同色，全身乳白。嘴侧扁而直，较头为长，先端尖锐，黑色，下嘴基部带苍白色。虹膜黄色，面裸皮灰色，颈部细长，休息时弯成S状。生殖期间枕部垂有长翎两枚，背上和上胸披以疏松的蓑羽，背部蓑羽超出尾外；生殖期后，蓑羽消失。脚长、胫与跗跖黑色，趾呈黄绿色。

【生境分布】 春、夏多活动于湖沼岸边和水田中，好群居；主食小鱼等水生动物。分布长江流域以南各地和海南省。

【采收加工】 四季均可捕捉，杀死后除去皮毛内脏，取肉鲜用。

【性味功能】 味咸，性平。有健脾益气的功能。

【主治用法】 治脾虚赢瘦，食欲不振，大便泄泻，脱肛，崩漏。内服：煎汤，用量50～60克；或炙熟。

注：国家保护动物，严禁捕猎。

鸥

【基　　源】 本品为鸥科动物红嘴鸥的肉。

【原动物】 别名：江鸥、海鸥、江鹅、信凫、钓鱼郎、笑鸥、赤嘴鸥、小康满、水鸽子。红嘴鸥，体长达40厘米。头和颈为深褐色，后部转为黑褐色；眼周有白色羽圈；下背、肩、腰及两翅和内侧覆羽和次级飞羽均为珠灰色，飞羽先端近白。上背、外侧大覆羽和初级覆羽均为白色。第1枚初级飞羽白色，内外翈边缘及先端黑色，第2～5枚飞羽的黑色外缘逐渐减少，内翈转为深灰色，内缘及羽端仍为黑色；第6枚飞羽深灰色，仍具黑色近端斑，羽斑白色；基余初级飞羽为纯灰色。尾上覆羽，尾羽皆为白色。下体全为白色，胸、腹略淡灰色。虹膜暗褐色；嘴赤红色，先端黑色；脚和趾赤红色，冬时转为橙黄色；爪黑色。

【生境分布】 栖息于沿海及内陆湖泊、河流。成群活动。善游泳，不能潜水。以鱼、虾、水生昆虫、软体动物等为食。集群繁殖，巢营于干草堆、芦苇丛中或平坦而潮湿的土壤上。每窝产卵2～4枚，卵壳淡绿色或浅褐色，缀以斑点。在东北中部繁殖。春、秋季节飞经河北、新疆等地。冬时遍布我国南方各地，沿海各少尤为常见。

【性味功能】 味甘，性寒。有养阴润燥，止渴除烦的功能。

【主治用法】 用于病后阴液损伤，余热未清，口渴咽干，烦燥不眠，大便秘结。内服：煎汤，用量50～100克；或炙烤。

注：国家保护动物，严禁捕猎。

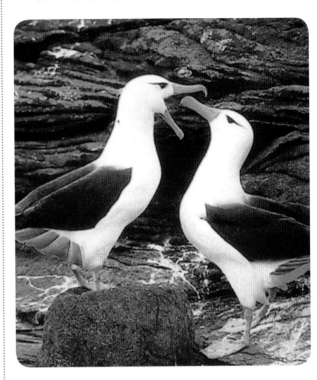

♀ 鸡

【基　源】　本品为雉鸡科家鸡的肉。

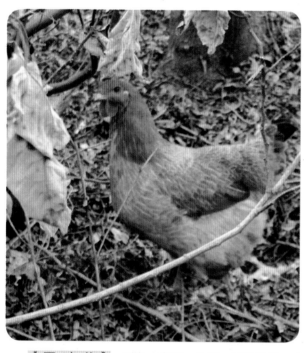

【原动物】　别名：家鸡、烛夜。属于鸟纲，鸡形目，雉科。是由野鸡长期驯化而来，它的品种很多，如来航鸡、白洛克、九斤黄、澳洲黑等。仍保持鸟类某些生物学特性，如可飞翔，习惯于四处觅食，不停地活动。听觉灵敏，白天视力敏锐，具有神经质的特点，食性广泛，借助吃进砂粒石砾以磨碎食物。嘴短而坚，略呈圆锥状，上嘴稍弯曲。鼻孔裂状，被有鳞状瓣。眼有瞬膜。头上有肉冠，喉部两侧有肉垂，通常呈褐红色；肉冠以雄者为高大，雌者低小；肉垂也以雄者为大。翼短；羽色雌、雄不同，雄者羽色较美，有长而鲜丽的尾羽；雌者尾羽其短。足健壮，跗、距及趾均被有鳞板；趾4，前3趾，后1趾，

后趾短小，位略高，雄者跗跖部后方有距。

【生境分布】　全国各地均有饲养。

【采收加工】　宰杀后，去毛及肠杂。

【性味功能】　味甘，性温。有温中益气，补精，填髓的功能。

【主治用法】　用于虚劳羸瘦，病后体虚，食少纳呆，反胃，腹泻下痢，消渴，水肿，小便频数，崩漏带下，产后乳少。适量，煮食或炖汁。

【注意】　凡实证，邪毒未清者慎用。

♀ 乌骨鸡

【基　源】　本品为雉科动物乌骨鸡的肉或除去内脏的全体。

【原动物】　别名：乌鸡。体躯短矮而小。头小，颈短，具肉冠，耳叶绿色，略呈紫蓝。遍体毛羽色白，除两翅羽毛外，全呈绒丝伏；头上有一撮细毛突起，下颌上连两颊面生有较多的细短毛。翅较短，而主翼羽的羽毛呈分裂状，致飞翔力特别强。毛脚，5爪。距毛多而密，也有无毛者。皮、肉、骨均黑色。也有黑毛乌骨、肉白乌骨、斑毛乌骨等变异种。

【生境分布】　多为人工饲养，原产江西泰和县，现其他地区也有饲养。

【采收加工】　宰杀后，去毛及肠杂。

【性状鉴别】　本品体小，头小，其皮肉、骨、嘴均呈乌色，亦有肉白者，但其内为乌色，以骨、肉、舌、俱乌者为佳。

【性味功能】　为甘，性平。有养阴退热，益气养血的功能。

【主治用法】 用于虚劳羸瘦，骨蒸痨热，消渴，遗精，久泻，久痢，崩中，带下。内服：煮食，适量；或入丸、散。

【现代研究】

1. 化学成分 含铜、锌、锰等元素，还含胡萝卜素、乌鸡黑素等。

2. 药理作用 食入乌鸡骨可增强机体免疫功能。

【注意】 脾胃有湿热、积滞者不宜。

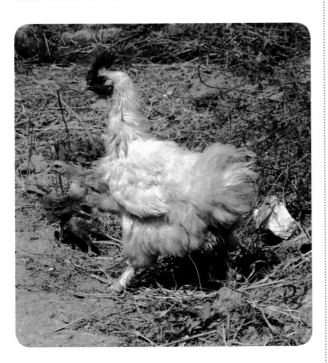

ᠪ 鸡子白

【基　源】 本品为雉科动物家鸡的蛋白。别名：蛋清、鸡子清、鸡卵白、鸡蛋清。家鸡，家禽。

【原动物】 同鸡。

【生境分布】 家鸡因饲养杂交的关系，品种繁多，形体大小及毛色不一。食物主要为植物的种子、果实及昆虫等。雄鸡善啼。全国各地均产。

【采收加工】 敲碎蛋壳的一端，使蛋清流出，收集生用，或将蛋煮熟，取蛋白用。

【性味功能】 味甘，性凉。有润肺利咽，清热解毒，通经活血的功能。

【主治用法】 用于热毒咽痛，失音，目赤，烦满咳逆，下痢，黄疸，疮痈肿毒，烧烫伤。内服：煮食，用量 1～3 枚，或生服。外用：适量，冻敷。

【现代研究】

1. 化学成分 鸡子白的蛋白质，在营养上是优良的，因它含所有的必需氨基酸。鸡子白至少有 3 层，外层及内层都比较稀薄，中层约占全鸡子白的 65%，因为其中约含 0.3% 的纤维状黏蛋白，故较黏稠，而内外 2 层则含此种黏蛋白极少。

2. 药理作用 许多鸟类的卵清富含蛋白酶抑制剂。由鸡蛋分离出的鸡卵白蛋白，积压洗脱峰蛋白中只有峰 II 蛋白对胰蛋白酶有强烈抑制作用，为鸡卵白蛋白胰蛋白酶抑制剂。进一步研究表明该抑制剂有较高的热稳定性，80℃保温 15 分钟有 90% 的抑制作用，95℃时其抑制作用降至 20%。此外，该抑制剂在中性和酸性溶液中较稳定，在碱性溶液中则迅速丧失其活性。鸡卵白蛋白的积压洗脱峰对胰凝乳蛋白酶的活性均无抑制作用。

687

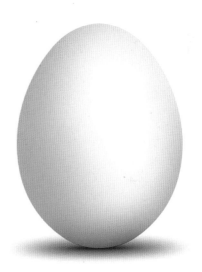

ᠪ 鸡子黄

【基　源】 本品为雉科动物家鸡的蛋黄。

【原动物】 同鸡。

【采收加工】 将鲜鸡蛋打开，取出蛋黄。

【性味功能】 味甘，性平。有滋阴润燥，养血熄风的功能。

【主治用法】 用于心烦不得眠，热病痉厥，虚劳吐血，呕逆，下痢，烫伤，热疮，肝炎，小儿消化不良。内服：煮食，用量 1～3 枚；或生服。外用：适量，涂敷。

【现代研究】

1. 化学成分 每 100 克卵含含蛋白质，脂类 30 克，碳水化合物 1 克，灰分 1.6 克；钙 134 毫克，磷 532 毫克，铁7毫克；维生素A 3500u,硫胺素0.27毫克,核黄素0.35毫克,烟酸微量,对氨基苯甲酸0.8微米/克。蛋白质有卵黄磷蛋白、卵黄球蛋白,其含率比约为3.6：1。还含至少5种唾液酸糖蛋白。

2. 药理作用 鸡子黄有镇静作用。

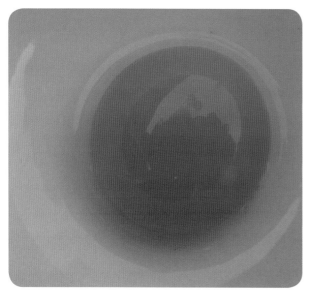

【应 用】

1. 烧伤：将鸡蛋煮熟,去壳取蛋黄,置铜锅内以小火加热,待水分蒸发后再用大火,即熬出蛋黄油,过滤装瓶,高压灭菌备用。用时,将蛋黄油直接涂在经清创处理的烧伤创面上,以暴露疗法为佳。

2. 静脉曲张性溃疡：将煮熟的鸡蛋,去白留黄,研碎,置铜锅内加热熬出蛋黄油,贮于无菌磁器中备用。用时先清理创面,然后用浸有蛋黄油的棉片平敷于上,外加包扎。隔日或隔2日换药1次,至痊愈为止。

3. 麻风溃疡：先清洗创面,并剪除疮缘过度角化皮肤组织及疮底不良肉芽组织；而后用滴管吸蛋黄油少许滴入疮口,再用复方黄连油膏(由黄连、黄柏、紫草、生地、当归、黄蜡、麻油煎熬而成)护盖包扎。隔1、2日换药1次。

4. 皮肤湿疹：将蛋黄油直接涂抹患部,每日1次。一般用药后局部发红、渗液、瘙痒等即见减轻,经治3～5次即可获愈。如以蛋黄油和入儿茶、冰片,或三仙丹、雄黄,调抹患部,治疗皮癣、脚癣或头癣,也均有效。

5. 小儿消化不良：蛋黄油每日5～10毫升,分2次服。1个疗程为4～5日。

【注意】 冠心病,高血压,动脉血管粥样硬化者慎用。

9 凤凰衣

【基 源】 为雉科动物家鸡的蛋壳内膜。别名：凤凰退、鸡蛋衣、鸡蛋膜衣、鸡子白皮。

【原动物】 同鸡。

【采收加工】 春、秋季采收,将孵出小鸡后的蛋壳敲碎,剥其内膜,洗净,阴干。

【性状鉴别】 本品呈卷缩纹折状的薄膜,破碎,边缘不整齐,一面白色,无光泽,另一面淡黄色,微有光泽,并附有棕色线状血。质松,略有韧性,易碎。气微,味淡。

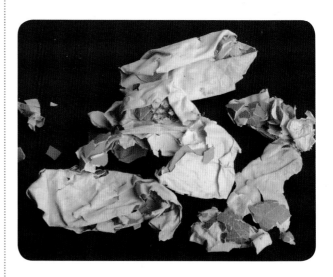

【炮 制】 1. 净制：取原材料、除去残留的蛋壳及杂质。

2. 炮炙：取净内膜、洗净阴干即可。

【性味功能】 味甘,性平。有养阴,润肺止咳的功能。

【主治用法】 用于外咳气喘,咽痛失音,淋巴结核,溃疡不敛,目生翳障,头目眩晕,创伤骨折。内服：煎汤,用量3～9克；或入散剂。外用：适量,敷贴或研末撒。

【现代研究】

1. 化学成分 主要成分为角蛋白,其中夹有少量黏蛋白纤维。

2. 药理作用 本品为高度胶原化的纤维结缔组织,是由致密的与表面平行的纤维组织组成,贴敷于清创良好的烧伤表面,因其薄而柔软,占位性强,抗原性弱,是一种良好的天然生物性敷料。本品能为创面提供一层新的保持膜和屏障,使创面暂时封闭,减少水分蒸发及污染和感染的机会，使自然愈合过程不受干扰，愈合后创面光滑平整，减少瘢痕形成。

【注意】 脾胃虚弱，有湿滞者慎用。

鸡内金

【基源】 本品为雉科动物鸡的干燥沙囊的角质内壁。

【采收加工】 将鸡杀死后，立即剥下鸡肫内壁，洗净，干燥即可。

【性状鉴别】 本品呈不规则囊片状，略卷曲。大小不一，完整者长约3.5厘米，宽约3厘米，厚约0.5厘米。表面黄色、黄绿色或黄褐色，薄而半透明，有多数明显的条棱状波纹。质脆，易碎，断面色质样，有光泽。气微腹，味微苦。

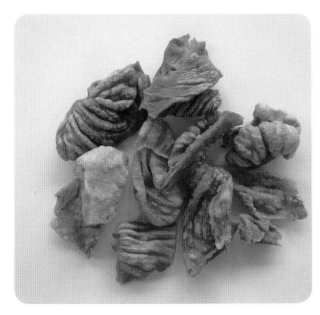

【炮制】 鸡内金：拣去杂质，漂净晒干。炙鸡内金：先将砂子放入锅内炒热，再把洗净之鸡内金放入锅中，用文火拌炒至棕黄色或焦黄色鼓起，取出，筛去砂子。

【性味功能】 味甘，性平。有健脾消食，固精止遗，通淋化石的功能。

【主治用法】 用于水肿腹胀，泻痢，食积，反胃吐酸，小儿疳疾，泌尿系结石，遗尿。用量3～10克，水煎服。研末用量1.5～3克，研末冲服比煎剂效果好。

【现代研究】

1. 化学成分 鸡内金含胃激素，角蛋白，微量胃蛋白酶，淀粉酶，多种维生素。出生4～8星期的小鸡砂囊内膜还含有胆汁三烯和胆绿素的黄色衍生物，并含赖氨酸、组氨酸等18种氨基酸及铝、钙、铬、钴、铜、铁、镁、锰、钼、铅、锌等微量元素。

2. 药理作用 口服鸡内金后胃液分泌量、酸度、消化力均见增高，胃运动机能明显增强。有抗癌作用。其酸提取液或煎剂能加速从尿中排除放射性锶。

【注意】 脾虚无积者慎服。

雉

【基源】 本品为雉科动物雉鸡的肉。

【原动物】 别名：华虫、疏趾、野鸡、雉鸡。环颈雉，体长约90厘米。雌雄异色，雄者羽色华丽。头顶黄铜色，两侧有微白眉纹。额、喉和后颈均黑色而有金属反光。颈下有一显着的白圈，背部前方主要金黄色，向后转为栗红，再后则为橄榄绿色，均杂有黑、白斑纹。腰侧纯蓝灰色，向后转为栗色。尾羽很长，先端锐尖，中央黄褐色，两侧紫栗色；其中央部贯以多数黑色横斑，至两侧横斑也转为深紫栗色；翼上覆羽大多黄褐而杂以栗色，向外转为银灰色；飞羽暗褐而缀以白斑；胸部呈带紫的铜红色，羽端具锚状黑斑；胁金黄，亦散缀以黑斑；腹乌褐；尾下覆羽栗、褐相杂。雌鸟体形小而尾短，体羽大都沙褐色，背面满杂以栗色和黑色的斑点。尾上黑斑缀以栗色。无距。虹膜栗红色；眼周裸出。嘴淡灰色，基部转黑；脚红灰褐色，爪黑。

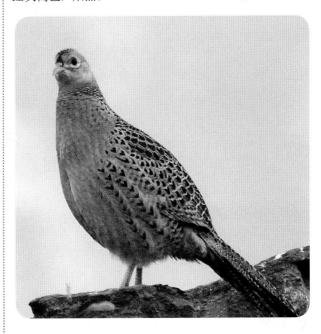

【生境分布】 主要栖息在漫生草丛或其他荫蔽植物的丘陵中。常成对活动，鸣声宏亮。脚强善走，不善飞翔。杂食性。巢筑于草地山坡，4～7月繁殖，1年2窝，每窝产卵6～14枚。分布几遍全国各地。

【采收加工】 四季均可捕捉，以冬季为佳，宰杀后去羽毛及内脏，取肉鲜用。

注：国家保护动物，严禁捕猎。

【性味功能】 味甘、酸，性温。有补中益气，生津止渴的功能。

【主治用法】 用于脾虚泄痢，胸腹胀满，消渴，小便频数，痰喘，疮瘘。内服：适量，煮食；烧存性研末，每次3～6克。

【应　　用】

1. 消渴饮水无度，小便多，口干渴：雉1只。细切，和盐、鼓作羹食。

2. 消渴舌焦口干，小便数：野鸡1只。以五味煮令极熟，服二升半已来，去肉取汁，渴饮之。肉亦可食。

3. 脾胃气虚下痢，日夜不止，肠滑不下食：野鸡1只。如食法，细切，着橘皮、椒、葱、盐、酱调和作馄饨，熟煮，空心食下。

4. 产后下痢，腰腹痛：野鸡1只。作馄饨食。

【注意】 有痼疾者慎服。

ᕦ 鸽

【基　　源】 本品为鸠鸽科动物原鸽、家鸽或岩鸽的肉或全体。

【原 动 物】 别名鹁鸽、飞奴。

1. 原鸽 体长约30厘米。头较小而圆。头、颈、胸和上背为石板灰色，在颈部、上背、前胸闪耀着金属绿紫色；背的其余部分及两翅覆羽呈暗灰色，翅上各有1道黑色横斑；下体自胸以下为鲜灰色。雌鸟体色似雄鸟，但要暗一些。幼鸟背部灰黑，羽端多少为白色，下体也较暗。

2. 家鸽 由原鸽驯养而来，同时又有家鸽野生化。但在人工饲养过程中其形态的变化较大，以青灰色较普遍，有纯白、茶褐、黑白混杂等。

3. 岩鸽 很似普通驯养的鸽子，但腰和尾上覆羽为石板灰色；尾羽基部也为石板灰色，先端黑色，中段贯以宽阔的白色横带。

【生境分布】 原鸽栖息于高山岩壁上或高大建筑

物上。性喜群飞，晨、晚飞至耕作地上觅食，以各种植物种子及果实为食。岩鸽栖息于山区多岩和峭壁处。常小群在山谷或平原觅食。分布于我国北部。家鸽我国大部分地区饲养。

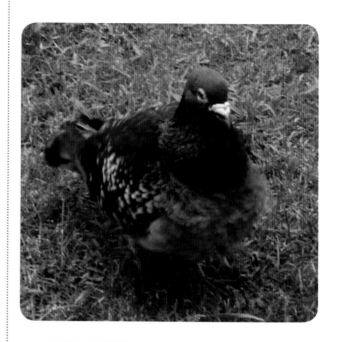

【采收加工】 将鸽杀死，祛毛与肠杂。

【性味功能】 味咸，性平。有养血益精，祛风解毒，生津止渴，软坚散结的功能。

【主治用法】 用于虚羸，妇女血虚经闭，消渴，久疟，麻疹，肠风下血，恶疮，疥癣。内服，煮食或蒸食。

【应　　用】

1. 消渴饮水不知足：白花鸽1只，切作小脔，以土苏煎，含之咽汁。

2. 久疟：鸽肉蒸食。

3. 妇女干血劳和月经闭止：鸽肉、魔芋、夜明砂、鳖甲、龟板各适量，共炖服。

4. 肠风下血：地榆、臭椿皮、糖果根、一点血、虎耳草、猪瘦肉。以药打粉，和瘦肉剁细，做成圆子，放入鸽子腹内蒸熟，服三次。

5. 麻疹、猩红热、神昏：鸽子1只，剖腹贴患儿胸前，绷带包扎。

ᕦ 麻雀

【基　　源】 本品为文鸟科动物麻雀的肉。

【原 动 物】 嘴短而强健，呈圆锥形，稍向下弯；

初级飞羽9枚，外缘具两道淡色横斑。世界共有19种。中国产5种；其中树麻雀为习见种，雌雄相似。麻雀属晚成鸟。麻雀因为其个头小，一指那么大，有的地方，如河南将麻雀称之为小雏。它是常见的一种鸟类。麻雀是与人类伴生的鸟类，栖息于居民点和田野附近。白天四处觅食，活动范围在2500～3000米以内。在地面活动时双脚跳跃前进，翅短圆，不耐远飞。鸣声喧噪。主要以谷物为食。当谷物成熟时，多结成大群飞向农田掠食谷物。繁殖期食部分昆虫，并以昆虫育雏。繁殖力强。在北方，3～4月开始繁殖，每年至少可繁殖2窝。在南方，几乎每月都可见麻雀繁殖雏鸟。巢简陋，以草茎、羽毛等构成，大都建在屋檐下和墙洞中。每窝产卵4～6枚。卵灰白色，满布褐色斑点。雌雄轮流孵卵。孵化期11～12天。雏鸟全身裸露，15天以后才能出飞自行寻食。

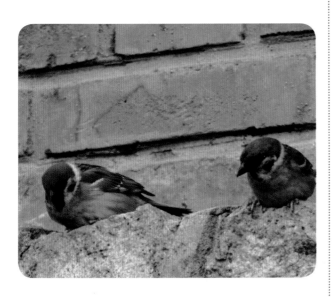

【生境分布】 栖息于居民点和田野附近。分布于平原及丘陵地区。

【采收加工】 捕捉后，杀死、去毛和内脏，洗净鲜用。

【性味功能】 味甘，性温。有补肾阳，益精髓，暖腰膝，缩小便，调经固带的功能。

【主治用法】 用于小儿疳积，神经衰弱经常失眠者，抵抗力差、容易感冒，夜盲症，脱肛，精力不足。煨、炸、炒，熬膏，烧存性研末或为丸。

【应 用】

1. 肾虚阳衰，腰膝酸软，体倦乏力，小便频数，或肾虚阳痿：麻雀5只，粟米100克，葱白少许。先将雀肉用食油炒熟。再用米酒1杯略煮，加水适量，下粟米同煮，待米将熟时，下葱白及油、盐、花椒调味。

2. 预防感冒：麻雀肉去肠与胆，加油盐酱醋煮食当小菜吃。成人每日可吃至8只，小儿酌减。

3. 百日咳：麻雀肉与冰糖煮烂吃。

注：国家保护动物，严禁捕猎。

【注意】 阴虚火旺者忌食，孕妇忌用。

6 鹌鹑

【基 源】 本品为雉科动物鹌鹑的肉。

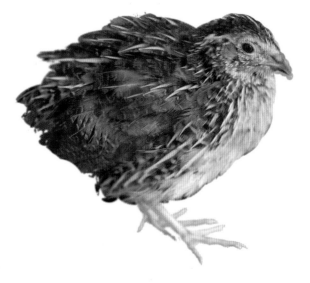

【原动物】 别名：鹑鸟、宛鹑、赤喉鹑、红面鹌鹑。鹌鹑是雉科中体形较小的一种。成体体重为66～118克，体长148～182毫米，尾长约46毫米。雄性成鸟额部几全为栗黄色头顶，枕部和后颈黑褐色，羽端深栗黄色；中央具一条狭窄的白色冠纹。眉纹白色，从前额后达颈部；眼圈、眼先和颊部均为赤褐色；耳羽栗褐色。上背为浅的黄栗色，具黄白色羽干纹；下背至尾上覆羽黑褐色，多具两端尖的浅黄色羽干纹；内外翈具黄褐色波状细横斑；肩羽亦然。两翅大部为带淡黄的橄榄色，杂以黄白色横斑；第一初级飞羽外翈狭，缘以淡黄色，其他初级飞羽的外翈均具浅赤褐色波状横斑；次级飞羽的内外翈也具同色横斑，向内转浅。尾羽黑褐色，具白而略带浅黄色的羽干纹和羽缘，并具赤褐色横斑。颏、喉和颈的前部赤褐色，与颊部和眼先的赤褐色连在一起；从颈部开始，伸

691

出一个黑褐宽条，沿中线至喉部中央，扩大成黑褐色锚状纹，两侧向上延伸，几与耳羽连接。上胸灰白沾栗，羽干白色；颈侧和胸侧黑褐，杂以栗褐色，并具明显的白色羽干纹；两胁栗褐，杂以黑色，具更宽的白色羽干纹；下胸以至尾下覆羽灰白。雌性成鸟：与雄鸟冬羽相近似，但额和喉的羽不变长，羽端圆形，浅灰黄色；颈侧也浅灰黄色，羽端黑色；上胸黄褐色，具左右并排的黑斑，或连成黑色纵斑块。

【生境分布】　一般在平原、丘陵、沼泽、湖泊、溪流的草丛中生活，有时也在灌木林活动，繁殖于我国东北和更北地区，迁徙及越冬时遍及我国东部。现可人工饲养。

【采收加工】　杀死后，开水烫透，去毛及肠杂。

【性味功能】　味甘，性平。有益气补虚，厚肠止痢，祛风除湿，宣肺利湿，消积除疳的功能。

【主治用法】　用于脾虚泻痢，小儿疳积，风湿痹证，咳嗽。内服：煮食，1～2只；或烧存性，研末。

【应　　用】

1. 美容养颜：鹌鹑肉、山药、杞子、莲子、薏仁、桂圆各适量，煲汤喝。

2. 女孩子贫血，脸色苍白：鹌鹑肉、当归头片、红枣各适量，煲汤喝。

3. 脾虚不运，少食乏力，便溏腹泻，脾虚水肿：鹌鹑2只，赤小豆30克，生姜3克，加水煮熟食。肝肾虚弱，腰膝酸软或疼痛等：鹌鹑1只，枸杞子30克，杜仲15克，煎水取汁饮，并食鹌肉。

【注意】　感冒期间忌食。

⑨ 蝙蝠

【基　　源】　本品为蝙蝠科动物蝙蝠、大管鼻蝠、普通伏翼、大耳蝠、华南棕蝠和蹄蝠科动物大刀蹄蝠及菊头蝠科动物马铁菊头蝠等的干燥全体。

【原动物】　别名：服翼、天鼠、伏翼、飞鼠、老鼠、仙鼠、夜燕、盐老鼠。

1. 蝙蝠　是一种营飞翔生活的小型兽类。较小，体长4.5～8.0厘米。眼小，鼻部无鼻叶或其他衍生物。耳短而宽。由指骨末端向上至上膊骨，向后至躯体两侧后肢及尾间，有一层薄的翼膜，其上无毛。尾发达。全身呈黑褐色。

2. 大管鼻蝠　体形小。鼻孔呈长管状。耳尖钝圆，耳屏尖长呈直形。翼膜宽从趾基起。第5掌骨较第4掌骨稍长。全身毛细长而柔软，毛基深褐色。体背毛灰棕色，并有灰白色细软长毛。翼膜为浅灰褐色。

3. 普通伏翼　体形小。头骨小而宽。耳小略呈三角形，向前折转可达眼与鼻孔之间。耳屏小而圆钝，内缘凹，外缘突出。足纤小。翼膜从趾基起，距缘膜发达且上圆弧形。尾最末端伸出股间膜。背面暗棕色，头部色较深。腹面较浅，毛基深棕色而毛端灰棕色。

4. 大耳蝠　体长5～8厘米。耳极大，为其最着之特征。耳壳近乎卵圆形，前后缘均基突出。耳屏甚长，几为耳长之半。鼻孔朝前上方。后肢及足均纤细。尾与体等长。全身背面浅灰褐色，腹面灰白色，其毛尖灰白色，毛基黑褐色。

5. 华南棕蝠　体形较大。前臂长5.4～5.7厘米。耳较宽，近于三角形。尾端有3节椎骨而突出于股间膜外。背、腹毛基除喉和下腹稍浅而与毛端同色外，余均暗黑褐色。体前表面绝无灰黄色霜斑。下体余部淡黄灰色。

6. 大马蹄蝠　体形较大，重41～66克，体长9.2～10.5厘米。前臂长8.9～9.7厘米。有复杂的鼻叶，由4部分组成；最下方为大而宽的马蹄形叶（前叶），前叶两外侧各有4个副小叶；前叶之后为横棍形的鞍状叶；其后顶叶，顶叶显着窄于前叶且分裂成4个小块。耳大，三角形，耳尖尖削，无耳屏。但有一不太突出的前外叶。额部有一很大的腺囊。第2指仅有1节掌骨，第3、第4、第5指有掌骨及2节指骨。第3、第4掌骨等长，第5掌骨短。有距，距约为胫骨长度之半。尾甚长，其长度超过体长之半，股间膜后缘呈钝角向后突出。毛被细而稠密。上体深棕色、棕褐色或褐黑色，毛基褐灰色或灰白色。下体深棕色或褐棕色，翼膜和股间膜黑褐色。

7. 马铁菊头蝠　前臂长5.5～6.0厘米，颅2.3～2.5厘米。吻部有复杂的叶状突起即鼻叶。鼻叶两侧及下方有一较宽的马蹄形肉叶；其中央有一向前突起的鞍状叶，正面呈提琴状；其侧面中央略凹，后面有一连接叶衬插着，呈宽圆形，与一顶叶相连。耳大略宽阔，耳尖部稍尖，不具耳屏。全身被细密而柔软的毛。背毛淡棕褐色，毛基色淡，呈浅棕灰色，毛尖呈棕色；腹毛为灰棕色。

【生境分布】　栖息于屋檐、房梁、石缝、岩洞或树洞中。白天休息，黄昏或清晨活动觅食，以双翅目紫虫为食。分布于东北、华北及甘肃、福建、湖北、湖南、四川等地。

【采收加工】 捕杀后，去净毛、爪、内脏，风干或晒干。

【性味功能】 味咸，性平。有止咳平喘，利水通淋，平肝明目，解毒的功能。

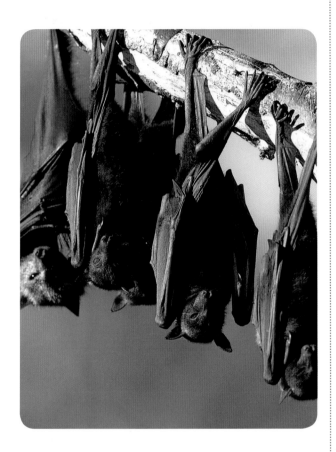

【主治用法】 用于咳嗽，喘息，淋证，带下目昏，目翳，瘰疬。内服：入丸、散，1～3克。外用：适量，研末撒，或调敷。

【应 用】

1. 久咳嗽上气，十年、二十年：蝙蝠除翅、足，烧令燋，末，饮服之。

2. 久疟不止：蝙蝠七个，去头、翅、足，捣千下，丸梧子大。每服一丸，清汤下，鸡鸣时一丸，禺中（日近午）一丸。

【注意】 金疮出血不止成内漏者，泻水而血消，其毒可知，勿轻用。

§ 五灵脂

【基 源】 本品为鼯鼠科动物的复齿鼯鼠的粪便。

【原 动 物】 复齿鼯鼠形如松鼠，但略大一些。身长20～30厘米，体重约250～400克左右，头宽，吻部较短，眼圆而大，耳廓发达。后肢较前肢长，前后肢间有皮膜相联。爪呈钩状、尖锐。尾呈扁平状，几与体等长。全身密被细长毛，背部灰黄褐色，腹部黄棕色，四足背面均为深橙黄色，尾为灰黄色，尾尖有黑褐色长毛。

【生境分布】 栖于长有柏树的山地。分布于河北、山西、甘肃等地。

【采收加工】 全年均可采收，除去杂质晒干，以春季采者质佳。习以灵脂块为优。

【性味功能】 味苦、咸、甘，性温。有活血止痛，化瘀止血的功能。

【主治用法】 用于胸胁，脘腹刺痛，通经，经闭，产后血瘀疼痛，跌扑肿痛，蛇虫咬伤。煎服，用量3～10克，宜包煎；或入丸、散用。外用：适量。

【现代研究】

1. 化学成分 含维生素A类物质、树脂等。

2. 药理作用 能抑制结核杆菌的生长；水浸剂对多种皮肤真菌有不同程度抑制作用，并可缓解平滑肌痉挛。

【应 用】

1. 冠心病、心绞痛：以本品配伍蒲黄、元胡、没药等，有活血化瘀，散瘀止痛作用。

2. 胃肠痉挛、腹痛：五灵脂、香附各9克，水煎服。闭经、痛经：以本品配香附、桃仁。

3. 产后恶露不下，瘀血腹痛：五灵脂（醋炒）、蒲黄各等份，共为细末，每用6～9克，用醋、水各半同煎，连渣热服，如《和剂局方》失笑散。也可共为细末，每用6克，黄酒或醋冲服。

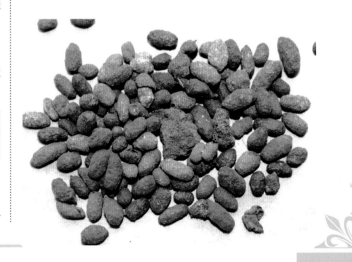

693

9 斑鸠

【基　　源】　本品为鸠鸽科动物火斑鸠、山斑鸠和珠项斑鸠的肉。

【原动物】　1. 火斑鸠　体长22～26厘米，体形较小。头顶和后颈蓝灰色，头侧稍浅，颈基有1道黑色领环；背、肩羽和两翼覆羽葡萄红色。尾羽具宽阔的白色羽端，最外侧尾羽的外翈转为纯白色，飞羽暗褐；额和尾下覆羽白色，下体基余部分羽色与背相同但较浅。雌鸟上体均为土褐色，前头沾灰，后颈黑领环不显。腰部渲染蓝灰，下体土褐色。额和喉近白，下腹和尾下覆羽转为蓝灰色。

2. 山斑鸠　体长约34厘米，翼长19～20厘米，体形较大。额和头顶蓝灰色，头和颈灰褐而稍带葡萄酒色；颈基左右两侧各具黑羽成块斑状，各羽缘先端蓝灰色。肩羽羽缘斑为显着的红褐色。上背褐色；下背及腰蓝灰色。下体为葡萄酒色外侧尾羽灰白色端部较短；尾下覆羽鸠灰色。嘴暗铅色，脚和趾紫红，爪红黑色。

3. 珠颈斑鸠　体长达32厘米，翼长15～16厘米。额和头顶前部淡灰色，头顶余部和后头为鸽灰色而带葡萄粉红色；后颈基处和两侧有宽的黑色颈圈，黑羽先端为白色或黄白色成斑点状（名珠状斑）。肩羽羽斑呈棕黄色；上体余部为褐色，上颈、头侧、喉、胸和腹均为葡萄酒色，外侧尾羽先端具宽阔的白斑，尾下覆羽暗石板灰色。嘴深角褐色；跗跖和趾紫红色，爪角褐色。

【生境分布】　栖于邻近田间的山林、竹林。常成群活动于田野、村庄附近。营巢于树枝上及竹林内，每窝产卵2～3只。以作物或杂草种子、植物果实为食。分布于东北、华北、华东、中南、西南及陕西、青海、西藏等地。

【采收加工】　四季均可捕捉，捕杀后，除去羽毛及内脏，鲜用或焙干。

【性味功能】　味甘，性平。有补肾，益气，明目的功能。

【主治用法】　用于外病气虚，身疲乏力，呃逆，两目昏暗。内服：适量，煮食。

注：国家保护动物，严禁捕猎。

694

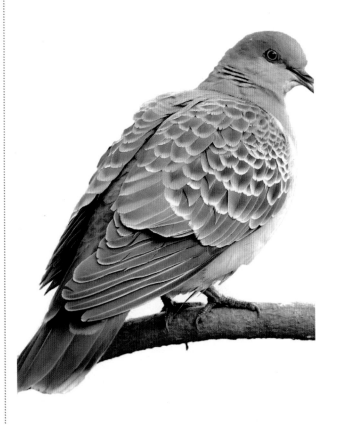

🦅 乌鸦

【基　源】　本品为鸦科动物大嘴乌鸦的全体或肉。

【原动物】　别名：鸦乌、鸦、楚乌、鹎乌、巨喙乌、黑老鸦、老鸦。大嘴乌鸦，全体纯黑，上体除头顶、后颈侧外，多少渲染有绿色亮辉；喉沾深蓝辉，翼下及尾下覆羽中有些羽尖带蓝或绿辉。虹膜黑褐色；嘴及脚、爪等均黑色。

【生境分布】　栖息于山区或平原，常见于田野屋旁、沙滩等地活动。性好结群。鸣声粗厉而单调。杂食性，主要以昆虫为食。4月末至6月末产卵。全国大部地区均有分布。

【采收加工】　四季均可捕捉，捕杀后，除去羽毛及内脏，鲜用或晒干。

【性味功能】　味酸、涩，性平。有祛风定痫，滋阴止血的功能。

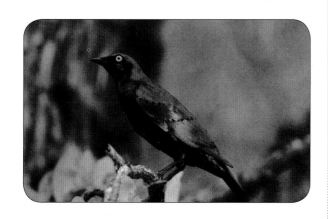

【主治用法】　用于头风眩晕，小儿风痫，肺痨咳嗽，吐血。内服：煎汤，1只；或焙研，入丸、散。外用，适量，煅研调敷。

【应　用】

1. 老人头风，头晕目黑：乌鸦肉、天麻，炖汤服。

2. 小儿疯狂：乌鸦肉、猪胆汁、钩藤、全蝎、黄连。同煎服。

3. 虚劳瘵疾：乌鸦1只，绞死去毛肠，入人参片、花椒各15克，缝合，水煮熟食，以汤下；鸦骨、参、椒

焙研，枣肉丸服。

4. 五劳七伤，吐血咳嗽：乌鸦1只，栝楼瓤1枚，白矾少许。入鸦肚中，缝扎煮熟，作四服。

5. 乳汁不下：乌鸦3只。炒熟，随意食用。

6. 秃疮：乌鸦3只，黑矾适量。先将乌鸦用黑矾喂饱，装罐内，用黄泥封好，糠火烧枯，研成细末，香油调匀，敷患处。

🦅 啄木鸟

【基　源】　本品为啄木鸟科动物斑啄木鸟、绿啄木鸟等的肉。

【原动物】　别名：鴷、斫木、山啄木、火老鸦。

1. 斑啄木鸟　体长22厘米左右，体重约70克。雌雄鸟除雄鸟的枕部有红色斑块外无多大差异前额、眼先、面颊（包括耳羽）均呈微白色，耳羽部分沾有褐色。头及上体概为黑色，肩和腰羽微具白端。两翼黑色，有白斑。大、中覆羽及腋羽为纯白色，翅下覆羽微缀褐斑。其他覆羽概为黑色。尾羽刚硬如刺，中央2对全黑，次1对也黑，但羽基有白色，端部内外翯缀以不规则的暗褐斑点。下体自额至腹均渲染以淡棕色，两胁较淡白，下腹中央至尾下覆羽均呈深红色。嘴黑铅色；脚和趾均暗红褐色。

2. 绿啄木鸟　雄鸟额和头顶前部辉红玉色，很鲜丽；背橄榄绿色，至秋换新羽时，绿彩比较浓着。雌鸟头无毛红斑。

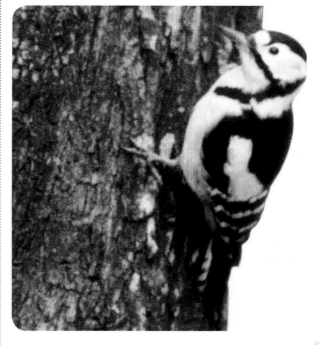

【生境分布】 .常见于山地和平原的森森间。二趾向前、二趾向后，攀全登于树森上。营巢于树洞中。以各种昆虫为主食，冬季亦食植物。分布范围甚广，除新疆及西藏的大部分地区外，均可见到。

【采收加工】 四季均可捕捉，去皮毛、内脏，取肉鲜用，或烘干。

注：国家保护动物，严禁捕猎。

【性味功能】 味甘，性平。有滋养补虚，消肿止痛的功能。

【主治用法】 用于肺结核，小儿疳积，痔疮肿痛，龋齿牙痛。内服：煎汤，1只；或煅研，用量5～10克。外用：适量，煅末纳龋孔中。

【应　用】

1. 虫蛀牙齿疼痛：啄木鸟烧灰存性为末，纳蛀孔中。

2. 男女痨病：啄木鸟1只。装密闭容器内封固，用火烧透，取出研成细末。分三次，黄酒冲服。

【附注】 此外，大斑啄木鸟，上体多黑底白斑，上腹部白色，下腹部红色；雌鸟后头纯黑，无红斑。分布极为广泛，几遍全国。在东北地区亦同等入药。

♀ 鹊

【基　源】 本品为鸦科动物喜鹊的肉。

【原动物】 别名：干鹊、神女、飞驳鸟、喜鹊、刍尼、客鹊。喜鹊，体长约45厘米。嘴尖、黑色。头、颈、背部中央、尾上覆羽等均黑色，后头及后颈稍映紫辉，背部稍沾蓝绿色；腰部有1块灰白斑；肩羽洁白。初级飞羽外翈及羽端黑色而显蓝绿色光辉，内翈除先端外，均洁白；次级和3级飞羽均黑色，外翈的边缘具有深蓝及蓝绿色的亮辉。尾长，尾羽黑色而有深绿色反光，未段有红紫色和深蓝绿色的宽带。颏、喉、胸、下腹中央、肛周、覆腿羽等均黑色，喉部羽干灰白色。下体余部洁白。虹膜黑褐色。脚及爪均黑色。

【生境分布】 晒息于庭院、原野和山区。筑巢于大树上。食物主要为各种昆虫及其幼虫，兼吃落花生、玉米、豆类及浆果等。分布于我国大部地区。

【性味功能】 味甘，性寒。有清热补虚，散结，通淋止渴的功能。

【主治用法】 用于虚劳发热，胸膈痰结，石淋，

消渴，鼻衄。内服：煮食，1只。外用：适量，捣敷。

【应　用】

肺结核：喜鹊1只，老母鸡1只，均去肠杂取肉，放一起炖至极烂，不加盐，尽量食之，并将其骨焙干研末，均可以黄酒送下，连服3只。

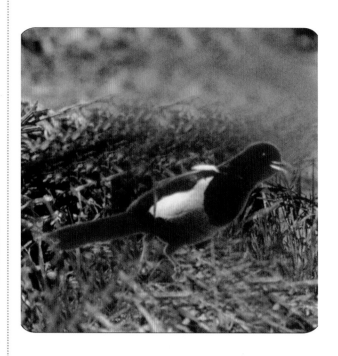

♀ 杜鹃

【基　源】 本品为杜鹃科动物小杜鹃的肉。

【原动物】 别名：鹈鸠、鶗、子嶲鸟、杜宇、子规、怨鸟、子归、催归、阳雀。小杜鹃，体长约28厘米左右。上体大都青灰色，但颊部灰色；眼睑黄色。尾羽灰黑色，中央沿羽轴有白色小斑，其外侧有白色横纹。下体白色，杂有细小黑色斑纹。嘴暗黑色，嘴基和下嘴黄色；跗跖、趾和爪等亦黄色。

【生境分布】 常栖于浓密的阔叶林中繁殖期也常在有柳丛或苇糖的水边高树上。不自营巢。善鸣，五声一度，鸣叫不息。以昆虫为主食。分布于我国大部分地区，夏时遍布我国东部。在长江中下游及以北地区为夏候鸟。

【性味功能】 味甘，性平。有滋养补虚，解毒杀虫，活血止痛的功能。

【主治用法】 用于病后体虚，气血不足，疮瘘，

跌打肿痛，关节不利。内服：煮食，1～2只；或烧存性，研末，每次1.5～3克。外用：适量，薄切贴敷。

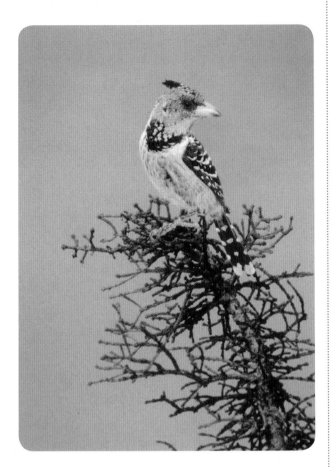

⑨ 孔雀

【基　源】　本品为雉科动物绿孔雀的尾羽。

【原动物】　雄鸟耸立一簇翠绿色的羽冠。额部羽毛鲁鳞状，呈蓝紫色反光；颈、上翕和胸部呈灿烂的金铜色，羽基暗紫蓝色层露于外，下颈和胸部尤显，羽缘翠蓝；下翕和腰翠绿色，在折光下显辉黄绿，各羽外缘呈明显整齐的浓褐色边，如鳞片状；初级尺羽及初级覆羽肉桂色，羽端呈暗褐色；次级飞羽暗褐，外翈闪以蓝绿色反光；翼上覆羽具光泽的蓝绿色，内侧覆羽转为铜褐色，间杂有棕色的蠹状斑，斑中央有暗紫色的肾状或圆形小斑。尾上覆羽特延长为尾屏，外侧数枚辉绿色，内翈羽支疏稀。外翈也有圆形暗紫色小斑，外围在辉亮的蓝绿色，此色被围于铜色的圈内，其外缘暗褐色和浅黄色，斑端最外层尚具浅葡萄红色，色泽多彩，但外侧的眼状斑不如中央者鲜明。尾羽形短，隐于尾屏之下，呈黑褐色。腹部和两肋均呈暗蓝绿色；肛周和尾下覆羽浓褐色，松软如绒。眼周裸露部

分粉蓝色，颊上褐出部分鲜黄色；嘴黑褐色，下嘴较淡。趾跗角黑色。

【生境分布】　栖息于2000米以下的针叶林或稀树草坡。3～5只小群活动。性机警，不易接近。杂食性。繁殖季节常将屏展开如扇状，称为孔雀开屏。巢营于郁密的灌丛、笔丛及高草丛间，每窝产卵4～8枚，卵壳乳白色、棕色或乳黄色。分布于我国云南南部和西南部。

【采收加工】　收集脱落的尾羽，洗净，烘干。

【性状鉴别】　尾羽长短不一，尾上复羽特长，上部羽支分离，呈金属绿色并有铜紫色反光，近羽端有圆形或椭圆形圆斑，圆斑中部深蓝色，外围呈铜褐色，复缀以青蓝与金黄色。每根羽毛之下部羽干呈管状，光滑无毛。气微，味淡。

【性味功能】　味苦，性寒；无毒。有清热解毒，排脓消肿的功能。

【主治用法】　用于感染，咽喉肿痛，诸高疮痛肿。内服：烧焦，研末，用量5～10克。

注：国家保护动物，严禁捕猎。

【注意】　不可入目，昏翳人眼。

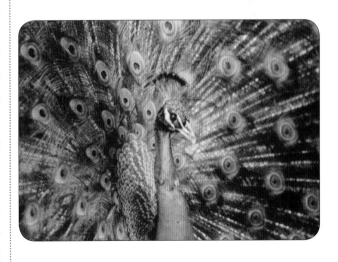

697

鹰

【基　源】　本品为鹰科动物苍鹰骨、眼球等。

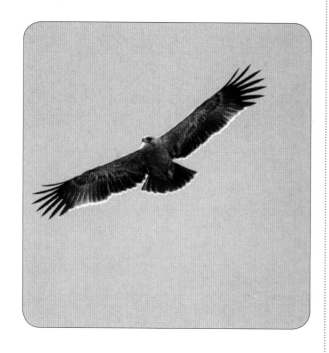

【原动物】　苍鹰，大型鸟类，体长约 50 厘米。嘴黑色，基部带暗蓝色，蜡膜黄绿色。虹膜金黄色。前额以至后颈为石板灰色。羽基白色；眼上方有白色眉纹，羽轴黑色，耳羽黑色；上体为石板灰色；肩羽和尾上覆羽有白色横斑；其余杂有灰白、黑褐色斑块或横斑。下体灰白。喉有黑褐色细纹，胸、腹、两胁与覆腿羽均杂有黑褐色横斑。羽轴均为黑褐色。脚绿黄，爪锐利，黑色。

【生境分布】　栖息于山林间。飞行迅速，善能捕取野兔、野鼠等小动物为食。繁殖在我国东北北部；河北、湖北、广东、广西、云南等处为旅鸟和冬候鸟。

【性味功能】

鹰眼：味咸，性平。有明目退翳的功能。

鹰头：味甘、咸。有滋阴熄风的功能。

鹰嘴爪：味咸，性平。有止血化痔的功能。

鹰骨：味辛、咸，性温。有祛风湿，续筋骨的功能。

【主治用法】

鹰眼：用于视物不清，翳膜遮睛。外用：将鲜鹰眼睛刺破，取汁滴眼。

鹰头：用于头风眩晕。内服：焙脆研末，1 个

鹰嘴爪：用于痔疮。内服：研末，适量。

鹰骨：用于筋骨疼痛，损伤骨折。内服：焙脆研末，用量 5 ～ 10 克；或浸酒。

注：国家保护动物，严禁捕猎。

雕

【基　源】　本品为鹰科动物金雕的骨骼。

【原动物】　别名：鹫、鹫、洁白雕、红头雕、鹫雕。金雕，大型猛禽。雌体长约 1 米。雌雄同色。头顶金褐，后颈暗赤褐色，具黑色纵纹。上体一般暗赤褐色，背及双翅有紫色光泽。下体通常黑褐色，胸离中央有淡色纵纹。覆腿羽暗赤色长羽一直延什到趾基部。嘴强大，钩曲，黑褐色，基部沾蓝。趾黄，爪黑。

【生境分布】　栖息于高山草原和针叶林地区。以各种鸟类及鹿、山羊、野兔等兽类动物为食。营巢于高山悬岩大树上。分布于东北和西部、西南部山区。

【性味功能】　味甘、咸，性温。有活血止痛的功能。

【主治用法】　用于跌扑骨折。内服：煎汤，用量 5 ～ 15 克。

注：国家保护动物，严禁捕猎。

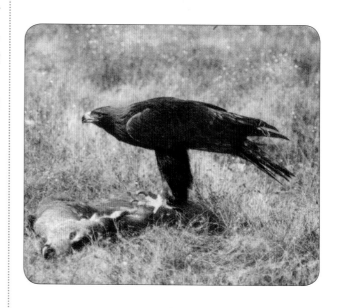

9 鹗

【基　源】　本品为鹰科动物鹗的骨骼。

【原动物】　别名：雎鸠、王雎、沸波、鱼鹰、下窟乌、雕鸡、食鱼鹰。雌雄相似，雄鸟体长50厘米。嘴黑，蜡膜暗蓝色。虹膜工黄色。头顶和颈后羽毛白色，具有暗褐色纵纹；头后羽毛延长成矛状；耳羽黑褐，形成一宽纹，后延至颈侧；上体包括2翼的表面概暗褐色，上背色重，各羽具有棕色狭端；飞羽黑褐，内翈基部均缀以白色，并具黑斑；尾羽褐色较淡，除央1对外，各羽内翈均转为白色，并杂以褐色横斑。下体白以，上胸稍杂棕褐色纵纹。脚和趾近黄色。具锐爪黑色，趾底遍生细刺，外趾能由前向后反转，适于捕鱼。雌鸟体形略大，羽色较深。

【生境分布】　常见于江、河、海滨，掠取鱼类为食。营巢于海岸或岛屿的岩礁上。夏季遍布于我国西部和北部，冬季适移至华南一带。

【性味功能】　味咸，性平。有续筋骨，消肿痛的功能。

【主治用法】　用于跌打损伤，骨折。内服：烧存性研末，3～5克。

【应　用】

接骨：下窟乌骨（烧存性）、古铜钱（煅，醋淬七次）等分。为末，骨断夹缚讫，用药3克，以酒调下，不可过多。病在下，空心服；在上食后服。

注：国家保护动物，严禁捕猎。

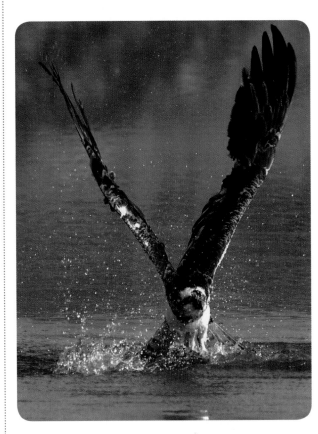

豕

【基　源】　本品为猪科动物猪的肉。

【原动物】　别名：猪、豚、豯。猪的品种繁多，达150多种，形态也有差异基本特微是：躯体肥胖，头大。鼻与口吻皆长略向上屈。眼小。耳壳有的大而下垂，有的较小而前挺。四肢短小，4趾，前2趾有蹄，后2趾有悬蹄。颈粗，项背疏生鬃毛。尾短小，末端有毛丛。毛色有纯黑、纯白或黑白混杂等。本动物的皮肤（猪肤）、毛（猪毛）、骨（猪骨）、血（猪血）、骨髓及脊髓（猪髓）、脑（猪脑）、甲状腺体（猪靥）、蹄（猪蹄）、蹄甲（猪蹄甲）、睾丸（豚卵）、心（猪心）、肝（猪肝）、脾（猪脾）、肺（猪肺）、肾（猪肾）、胆（猪胆）、胃（猪肚）、胰（猪胰）、肠（猪肠）、膀胱（猪脬）、脂肪（猪脂膏）亦供药用。

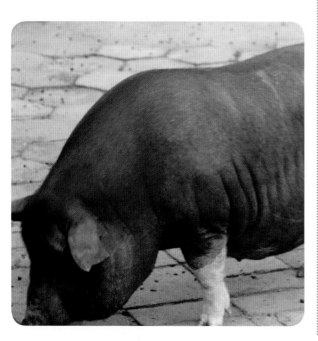

【生境分布】　杂食性家养物畜，繁殖力强，孕期约4个月。全国各地均有饲养。

【采收加工】　宰杀后，刮除猪毛，剖腹去骨脏，取肉鲜用或冷藏备用。

【性味功能】　味甘、咸，性微寒。有补肾滋阴，养血润燥，益气，消肿的功能。

【主治用法】　用于肾虚羸瘦，血燥津枯，燥核，消渴，便秘，虚肿。内服：煮食，用量30～60克。外用：适量，贴敷。

【应　用】

1. 疫证邪火已衰，津不能回者：鲜猪肉数斤，切大块，急火煮渭汤，吹净浮油，恣意凉饮，乃急救津液之无上妙品。

2. 液干难产，津枯血夺，火灼燥渴，干嗽便秘：猪肉煮汤，吹去油饮。

3. 小儿火丹：猪肉切片贴之。

【注意】　湿热、痰滞内蕴者慎服。

猪肚

【基　源】　本品为猪科动物猪的胃。

【原动物】　同豕。

【性味功能】　味甘，性温。有补虚损，健脾胃的功能。

【主治用法】　用于虚劳羸瘦，劳瘵咳嗽，脾虚食少，消渴便数，泄泻，水肿脚气，妇人赤白带下，小儿疳积。内服：煮食，适量；或入丸剂。

【现代研究】

1. 化学成分　含胃泌素、胃蛋白酶、胃膜素及胃蛋白酶稳定因子。

2. 药理作用　从猪胃黏膜提取的胃蛋白酶有促进消化作用，能使蛋白质分解为分子较小的蛋白际和蛋白陈，并能水解多肽。其消化能力在 PH1.8 时最强，故常与稀盐酸合用。胃蛋白酶提前 15 分钟给药，可防止牛磺胆酸所致动物胃黏膜损伤，此保护作用呈明显的量效关系，并可持续 90 分钟；吲哚美辛可阻断此适应性保护作用，而皮下注射 PGE$_2$ 则可使这一作用重新恢复。实验证明，胃蛋白酶的弱刺激对胃黏膜的适应性保护作用，可能系通过诱发内源性 PG 合成和释放而实现的。其他作用胃泌素尚能促进胰岛素、胰高血糖素和降钙素的释放，在中枢神经系统尚可能起神经递质的作用。胃泌素 0.2 微米，0.4 微米和 0.8 微米侧脑室注射，1 小时后使小鼠跑迷宫时间和出现错误的次数均高于对照组，并与剂量相关，随剂量增加小鼠跑迷宫的时间也相应延长。但肌内注射 0.4 微米，对小鼠跑迷宫时间无明显影响。实验表明，胃泌素可能引起小鼠遗忘，其作用有中枢特异性。

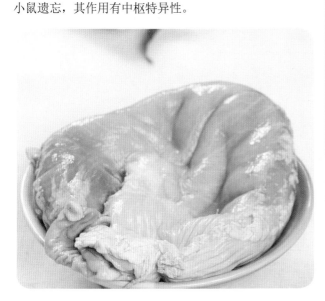

☐ 猪胆

【基　源】　为猪科动物猪的胆汁。

【原动物】　同家。

【采收加工】　宰杀后，剖腹取出胆囊，取胆汗鲜用或将胆囊挂起晾干，或在半干时稍稍压扁，再干燥之。

【性味功能】　味苦，性寒。有清热，润燥，解毒的功能。

【主治用法】　用于热病燥渴，大便秘结，咳嗽，哮喘，目赤，目翳，泄痢，黄疸，喉痹，聤耳，痈疽疔疮，鼠瘘，湿疹，头癣。内服：煎汤，用量 6 ～ 9 克；或取汁中，每次 3 ～ 6 克；或入丸、散。外用：适量，涂敷、点眼或灌肠。

【现代研究】

1. 化学成分　猪胆汁中主要成分为胆汁酸类，胆色素、黏蛋白、脂类及无机物等。胆汁酸中有鹅脱氧胆酸、3a- 羟基 -6- 氧 -5α- 胆烷酸和石胆酸，它们几乎完全与甘氨酸结合而存在。另含猪胆酸，猪去氧胆酸，3β，6α- 二羟基胆烷酸。

2. 药理作用　镇咳、平喘作用：用电刺激麻醉猫喉上神经引起咳嗽的方法证明，静脉注射胆酸钠（20 毫克 / 公斤）有镇咳作用，去氧胆酸钠及牛磺胆酸钠则无此作用。同样方法用猪胆粉（0.5 ～ 1.0 克 / 公斤）灌胃，也有止咳作用，在给药后 30 ～ 60 分钟作用最明显，持续 2 ～ 2.5 小时左右。2. 消炎、抗过敏作用：以兔耳在热水（60℃）中烫 1 分钟以造成炎症，12 小时后以猪胆粉 0.5 克 / 公斤灌胃，可使炎症（兔耳体积及颜色）消退较对照组为快。对大鼠的甲醛性关节炎也有一定的抗炎作用。抑菌作用：在试管中，动物（猪、牛、鸡）的胆汁在高浓度时，对百日咳杆菌有抑制作用，但不如黄连。民间用以治疗痢疾的黑虎丹（以猪胆汁与小米混合制成）在体外对痢疾杆菌、金黄色葡萄球菌、沙门氏杆菌、大肠杆菌等有不同程度的抑菌作用。

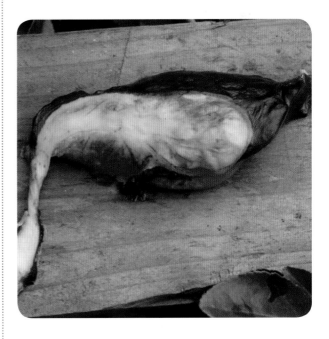

狗

【基源】 本品为犬科动物狗的肉。

【原动物】 家狗，狗是家畜之一。体形大小毛色因品种不同而异一般的狗，体格匀称。鼻吻部较长，眼呈卵圆形，两耳或坚或垂。四肢科研矫健，前肢5趾，后肢4趾。具爪，但爪不能伸缩。尾呈环形或镰刀形。狗为肉食性动物，因长期驯化的结果，已变为杂食性动物，其嗅觉与听觉都很灵敏，记忆力很强，奔跑迅速。

【生境分布】 狗的繁殖每年1～2次，仔数因品种而有所不同。一般2～3只，多至12只。全国各地均有饲养。

【采收加工】 取健康狗宰杀后，剥皮，取肉，水漂洗后，鲜用。

【性状鉴别】 本品为深红色，有光泽，质地富有弹性，具有狗肉腥膻味。

【性味功能】 味咸、酸，性温。有补脾暖胃，温肾壮阳，填精的功能。

【主治用法】 用于脘腹胀满，浮肿，腰痛膝软，阳痿，寒疝，久败疮。内服：煮食，适量。

【现代研究】

1. 化学成分 狗肉的一向化学组成，与其他兽肉类似，但因情况之不同，变化亦颇大，狗肉（以氨的克数计）含嘌呤类0.027%，肌肽0.109%。新鲜狗肉含肌酸0.266%～0.472%。又含固形物25.2%，水分74.8%，钾0.325%，钠0.049%，氯0.028%。

2. 药理作用 有滋补强壮和增强机体抗力作用。可增加体内雄性类激素。

【应用】

1. 脾胃冷弱，肠中积冷，胀满刺痛：肥狗肉半斤，以米、盐、豉等煮粥，频吃一、二顿。

2. 气水鼓胀浮肿：狗肉500克，细切，和米煮粥，空腹吃，作羹吃亦佳。

3. 虚寒疟疾：黄狗肉煮熟，入五味食之。

4. 痔漏：熟狗肉蘸蓝汁，空心食。

【注意】 阴虚内热、素多痰火及热病后者慎服。

狗肾

【基源】 本品为哺乳动物犬科黄狗的阴茎和睾丸。

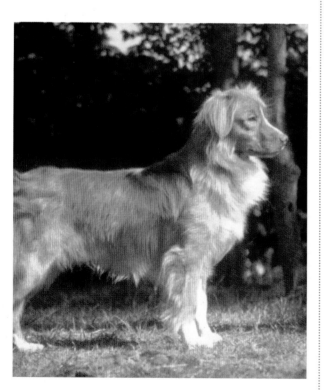

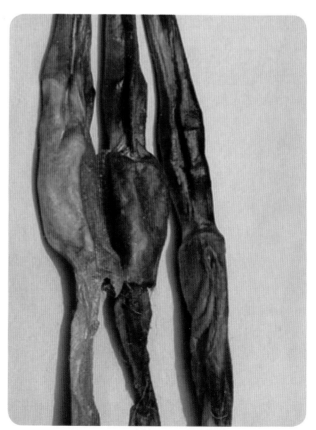

【生境分布】 全国各地均产。

【采收加工】 多在冬季将雄狗杀死，取出阴茎和睾丸，去掉周围的肉和脂肪，撑直挂起，晾干或烘干。

【性味功能】 味咸，性平。有温肾、壮阳、益精的功能。

【主治用法】 用于肾虚阳痿，遗精，腰膝酸软。1.5 ～ 3 克，入丸、散剂、酒剂或煮食。

【应　　用】

1. 肾阳虚衰，阳痿不举：单用黄狗肾，洗净，焙干研成细末，每服 0.3 ～ 0.9 克，每日 1 次。

2. 肾阳亏虚，腰膝冷痛，形寒肢冷，阳痿不举，精冷稀少，性欲低下，小便频数：黄狗肾 1 对，羊肉 500 克，炖服。

3. 肾阳亏虚，精髓不足，阳痿不举，早泄遗精，精冷质稀，精少不育，妇女小腹冷痛，月经后期，宫寒不孕：黄狗肾与牛鞭、枸杞子、菟丝子、肉苁蓉、羊肉、母鸡肉合用，炖服，作为食疗。

4. 精神性阳痿：用新鲜狗睾丸 10 克，不去血，切薄片，温开水送服，早晚各 1 次，并配合按摩和体育锻炼。

【注意】 内热多火者忌用。

§ 狗宝

【基　　源】 本品为犬科动物狗的胃结石。

【原动物】 同狗。别名：狗结石。

【采收加工】 将狗宰杀后，剖腹开胃，如发现有结石时，即用刀割取，除去皮膜及肉等，洗净，阴干。

【性状鉴别】 本品圆球形，大小不一，上径1.5 ～ 5 厘米，表面灰白色或棕白色，略有光泽，有多数类圆形突起。体重，质坚硬而细腻，指甲划之，留有痕迹，破断面有同心环状层纹。近中心较疏松。气微腥，味微苦，嚼之有粉性而无砂性感。以色白细腻、指甲划之有痕迹、断面有层纹者为佳。

【炮　　制】 取原药材，刷净，敲碎，除去核心中异物，研成细粉。

【性味功能】 味甘、苦、咸，性平；小毒。有降逆气，开郁结，消积，解毒的功能。

【主治用法】 用于噎膈，反胃，胸胁胀满，痈疽疔疮。内服：研末，0.9 ～ 1.5 克；或入丸、散。外用：适量，

研末撒。

【注意】 脾胃虚弱、气血衰少者慎服。

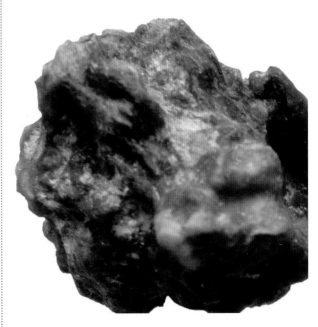

§ 羊

【基　　源】 本品为牛科动物山羊或绵羊的肉。

【原动物】

1. 山羊　体长 1 ～ 1.2 厘米，体重 10 ～ 35 千克。头长，颈短，耳大，吻狭长。雌雄额部均有角 1 对，雄性者角大；角基部略呈三角形，尖端略向后弯，角质中空，表面有环纹或前面呈瘤状。雄者颌下有总状长须。四肢细，尾短，不甚不垂。全体被粗直短毛，毛色有白、黑、灰和黑白相杂等多种。

2. 绵羊　绵羊为人们较早驯养的家畜。基体重随品种而不同，最小不过 20 千克，最大可达 150 ～ 200 千克。外形特征也有多样。有的雌、雄均有角；有的二者皆无角；有的仅雄性有角。角形与羊尾也因种而有差异。其被毛接近原始品种者，具有两层：外层为粗毛可蔽雨水，内层为纤细的绒毛，藉以保温。但改良品种仅存内层的绒毛。前后肢两趾间具有一腺体，开口于前部。具有泪腺。

【生境分布】 山羊遍及全国各地。绵羊以西北和北部为多。

【采收加工】 宰杀后，去皮，内脏、骨，洗净血水。

【性味功能】 味甘，性温。有益气补虚，温中暖肾的功能。

【主治用法】 用于脾胃虚寒，食少反胃，泻痢，肾阳不足，气血亏虚，虚劳羸瘦，腰膝酸软，阳痿，寒疝，产后虚羸少气，缺乳。内服：煮食或煎汤，125～250克；或入丸剂。

【应用】

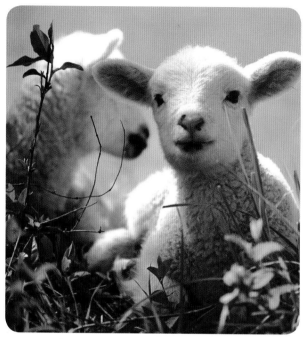

1. 体弱羸瘦，腰膝酸软，腰背怕冷，男子阳气不足、肾亏阳痿、遗精早泄，女子月经不调、血虚痛经等：羊肉100～150克，粳米100克，生姜3～5片共煮粥，加适量油盐调味食用。

2. 身体怕冷，食欲不振，大便溏薄，腰酸尿多等：羊肉500克切片，先用水煮至熟烂，再与山药500克（切片）、粳米250克同煮粥，也可加入适量猪肉同煮，加适量盐调味食用。

3. 肾虚阳痿，腰膝酸软，性欲减退，大便干燥，肾虚面色灰暗等：肉苁蓉50克切片，先放入锅内煮1小时，捞去药渣，水中放入羊肉150～200克，粳米100克，生姜3～5片，同煮粥，加入适量油盐调味食用。

【注意】 外感时邪或有宿热者禁服。孕妇不宜多食。

🐑 羊乳

【基 源】 本品为牛科动物山羊或绵羊的乳汁。

【原 动 物】 同羊。

【采收加工】 取乳羊的乳汁，消毒后鲜用。

【性味功能】 味甘，性微温。有补虚，润燥，和胃，解毒的功能。

【主治用法】 用于虚劳羸瘦，消渴，心痛，反胃呕逆，口疮，漆疮，蜘蛛咬伤。内服：煮沸或生饮，250～500毫升。外用：适量，涂敷。

【现代研究】

1. 化学成分 山羊或绵羊的乳汁，每100克约含水分87克，蛋白质3.8克，脂肪4.1克，碳水化物5克，灰分0.9克，钙140毫克，磷106毫克，铁0.1毫克，硫胺素0.05毫克，核黄素0.13毫克，烟酸0.3毫克，抗坏血酸1毫克，维生素A 80u。与牛乳比较，山羊乳较富于脂肪及蛋白质，而绵羊乳更高。山羊、绵羊乳脂肪的脂肪酸，饱和者皆以棕榈酸为最多，但山羊比绵羊含肉豆蔻酸、癸酸较多，不饱和脂肪酸皆以油酸为主，也含少量十二碳烯酸，十四碳烯酸，十六碳烯酸等。

2. 药理作用 山羊乳具有促进细胞生长的作用。在小鼠乳腺上皮细胞的培养基中加入5%的山羊乳，3H—TdR的摄入量增加9.6倍，为加入2%胎牛血清活性的42%，而牛乳无此作用。山羊乳经加热处理后，促细胞生长作用季低。抗小鼠EGF抗体可使山羊乳的促细胞生长作用降低4%，抗人IGF—I抗体没有影响。有证据表明山羊乳的细胞生长促进因子为EGF，但其结构与人或小鼠的EGF可能不同。

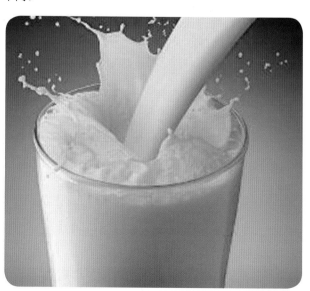

【应 用】

1. 补肾虚，亦主中风：羊乳合脂作羹食。

2. 病人干呕：羊乳汁饮一杯。

3. 小儿哕：羊乳一升，煎，减半，分五服。

4. 小儿口疮：羊乳细细沥口中。

5. 漆疮：羊乳汁涂之。

羊胎

【基 源】 本品为牛科动物山羊或绵羊母羊的胎盘。

【原 动 物】 同羊。

【采收加工】 母羊生产小羊时收集胎盘，洗净，鲜用或烘干。

【性状鉴别】 本品呈不规则半圆形或两瓣碟形，直径 6～12 厘米，厚不及 0.8 厘米。黄白色或棕褐色。近子宫面扁平疣状或乳头状凸起不均匀分布于筋膜上；近胎儿面平滑，脐带及血管多集中在一侧，表面光滑。制裁坚韧，不易折断，断面可见白色斑点或斑块。有腥气。

【性味功能】 味甘、咸，性温。有补肾益精，益气养血的功能。

【主治用法】 有肾虚羸瘦，久疟，贫血。内服：适量，用量 6～15 克；或入丸、散。

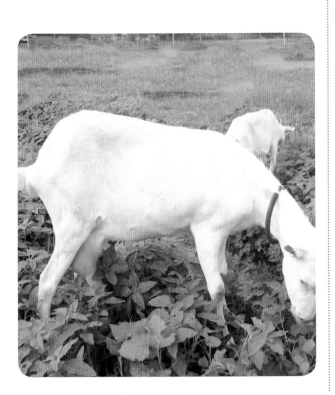

牛

【基 源】 本品为牛科动物黄牛或水牛的肉。

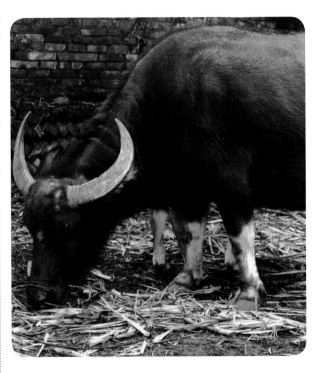

【原 动 物】

1. 黄牛 体第 1.5～2 米，体重一般在 280 公斤左右。体格强壮结实，头大额广，鼻阔口大，上唇上部有两个大鼻孔，基间皮肤硬而光滑，无毛，称为鼻镜。眼、耳都较大。头上有角 1 对，左右分开，角之长短、大小随品种而异弯曲无分枝，中空，内有骨质角髓。四肢匀称，4 趾，均有蹄甲，其后方 2 趾不着地，称悬蹄。尾较长，尾端具丛毛，毛色大部分为黄色，无杂毛掺混。

2. 水牛 体比黄牛肥大，长达 2.5 米以上。角较长大面扁，上有很多工发纹，颈短，腰腹隆凸。四肢较短，蹄较大。皮厚无汗腺，毛粗而短，体前部较密，后背及胸腹各部较疏。体色大多灰黑色，但亦有黄褐色或白色的。

【生境分布】 其性格温驯，生长较快。食植物性饲料。全国各地均有饲养。

【性味功能】 味甘，水牛肉性凉；黄牛肉性温。有补脾胃，益气血，强筋骨的功能。

【主治用法】 用于脾胃虚弱，气血不足，虚劳羸瘦，腰膝酸软，消渴，吐泻，痞积，水肿。内服：煮食、煎汁，适量，或入丸剂。外用：适量，生裹或作丸摩。

【注意】 牛自死、病死者，禁食其肉。

᧒ 牛乳

【基　　源】　本品为母牛乳腺中分泌的乳汁。现食用的牛乳素普通牛种经高度选育而成的专门乳用品种如黑白花牛等产的乳汁。

【原 动 物】　同牛。

【采收加工】　取奶牛乳汁，消毒后鲜用或冷藏。

【性味功能】　味甘，性微寒。有补虚损，益肺胃，养血，生津润燥，解毒的功能。

【主治用法】　用于虚弱劳损，反胃噎膈，消渴，血虚便秘，气虚下痢，黄疸。内服：煮饮，适量。

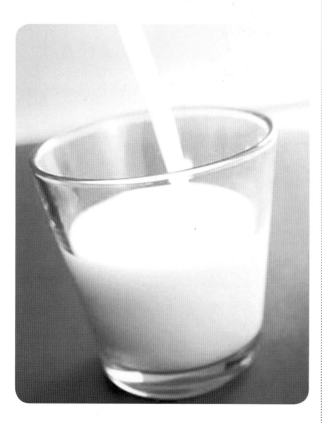

【现代研究】

1. 化学成分　每 100 克牛奶含水分 87 克，蛋白质 3.3 克，脂肪 4 克，碳水化合物 5 克，钙 120 毫克，磷 93 毫克，铁 0.2 毫克，维生素 A140 国际单位，维生素 B10.04 毫克，维生素 B20.13 毫克，尼克酸 0.2 毫克，维生素 C1 毫克。可供热量 69 千卡。

2. 药理作用　降血糖作用：牛初乳制剂有降血糖作用。给 II 型糖尿病人服用 BC 后，空腹和餐后 2h 的血糖（PG），糖化血红蛋白（HbA）和糖化血浆蛋白（FMN 值和 GPP 值）均较服 BC 前明显降低，血清铬含量明显增加，胰岛素分泌量明显减少。降糖机制可能与牛乳中所含牛乳铬复合体（M－LMCr）有关，M－LMCr 具有促进葡萄糖氧化和葡萄糖转化为脂肪的作用。降血胆固醇作用：从牛乳中分离出的乳清酸和胸腺嘧啶能抑制胆固醇生物合成酶，有降血胆固醇作用。抗感染作用：口服高效价免疫牛初乳能缓解隐孢子虫病人的临床症状，并可使实验动物产生一定的抗隐孢子虫感染的抵抗力。隐孢子虫是人类，尤其是婴幼儿和免疫缺陷患者腹泻的病原体之一。用 HBC 喂养小牛，可使其产生一定的保护性免疫力，其血清中特异性抗体明显增加，并能明显缩短腹泻的持续时间和卵囊排放时间。HBC 也可使小鼠产生部分免疫力，使受感染小鼠肠黏膜上皮的隐孢子虫数明显减少。牛初乳免疫球蛋白浓缩物能诱导抗各种肠病原体的被动免疫，如用轮状病毒免疫的牛初乳浓缩物具有抗轮状病毒作用。

【注意】　脾胃虚进作泻中有冷痰积饮者慎服。

᧒ 牛黄

【基　　源】　本品为牛科动物牛干燥的胆结石。即天然牛黄。别名：西黄，丑宝。

【生境分布】　产于西北者，称西牛黄或西黄；产于东北者，称东牛黄或东黄；产于北京、天津等地者，称京牛黄。进口的牛黄，产于加拿大、阿根廷、乌拉圭、巴拉圭、智利、玻利维亚等地者，称金山牛黄；产于印度者，称印度牛黄。进口牛黄的色泽、气味，均不及国产牛黄。

牛黄除来源于黄牛、水牛外，牛科动物的牦牛中及野牛的牛黄亦可入药。其外形与断面层纹与黄牛、水牛的牛黄同，所不同者外表为乌黑色；另有人工牛黄，为牛胆汁或猪胆汁经人工提取制造而成。大多呈粉末状，或不规则的球形、方形，表面浅棕色或金黄色。质轻松，气微清香而略腥，味微甜而苦，入口后无清凉感。涂于指甲亦能染成黄色，主产天津及北京。

【采收加工】　全年均可收集，杀牛时取出肝脏，注意检查胆囊。肝管及胆管等有无结石，如发现立即取出，去净附着的薄膜，用灯心草包上，外用毛边纸包好，置于阴凉处阴干，切忌风吹、日晒，火烘，以防变质。天然牛黄因来自个别病牛体，产量甚微，供不应求，为解决牛黄药源不足，目前采用人工培植牛黄取得很好效果。现将人工培植牛黄的方法介绍如下：凡计划施行手术的牛，要作术前检查,牛种不限,公、母均可。本前应绝食8～12小时,但饮水不限。术前要准备好手术器械,核体(即埋入胆囊内的异物)一般采用塑料制成。手术的进行可按常规外科方法处理。培核1年左右便可取黄。取黄方法与培植手术相同。可以再次埋入核体,作第2次培植。核体从牛胆囊中取出后,先用吸水纸轻擦表面,除去胆汁黏液等,然后用硫黄熏蒸,最后烘干(温度控制在50～60℃)或在通风处阴干。上述加工方法所得牛黄为碎片状,研粉后即可制药。

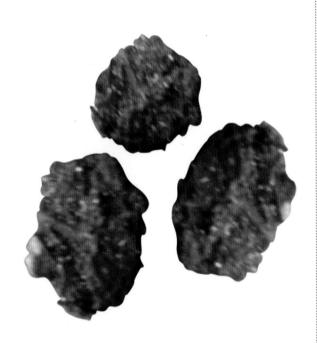

【性状鉴别】 本品多呈卵形、类球形、三角形,直径0.6～3(～4.5)厘米。表面金黄色至棕黄色,深浅不一,较细腻而稍有光泽,有的外部挂有一层黑色光亮的薄膜,习称乌金衣,有的粗糙,有裂纹。体轻,质极脆,易分层剥离,断面色较浅,可见紧密的同心环层纹,有的夹有白心。气清香,味苦而后甜,有明显的清香凉感,嚼之易碎,不黏牙。

胆管结石呈管状,表面不平或有横曲纹,或为破碎的小片,长约3厘米,直径0.5～1.5厘米。表面红棕或黄棕色,有的呈棕褐色,有裂纹及小突起。断面有较少的层纹,有的中空。

【炮 制】

净剂:将牛黄取出,除净外部薄膜。

研末:先裹以灯心草或通草丝,外面再包以白布或毛边纸,置阴凉处阴干,干燥时,切忌风吹、日晒、火烘,以防破裂或变色。研为极细粉末,即可入药。

【性味功能】 味苦、甘,性凉。有清心凉肝,豁痰开窍,清热解毒的功能。

【主治用法】 用于热病神昏,中风窍闭,惊痫抽搐,小儿急惊,咽喉肿烂,口舌生疮,痈疽疔毒。内服:研末,每次1.5～3克;或入丸剂。外用:适量,研末撒或调敷。

【应 用】

1. 热病神昏:与朱砂、麝香、冰片、黄连、栀子等配伍,如安宫牛黄丸。

2. 小儿惊风,癫痫:与全蝎、朱砂、钩藤等清热息风止痉药配伍,如牛黄散。

3. 口舌生疮,咽喉肿痛,牙痛,痈疽疔毒:与雄黄、黄芩、大黄等同用,如牛黄解毒丸。

4. 咽喉肿痛,溃烂:与珍珠为末吹喉,如珠黄散。

5. 痈疽、疔毒、疖肿等:与草河车、金银花、甘草同用,如牛黄解毒丸。

【注意】 脾虚便溏及孕妇慎服。

6 水牛角

【基 源】 本品为牛科动物水牛的角。

【原 动 物】 水牛为大家畜,体壮,蹄大,额方,鼻宽,嘴向前伸,下额和颈几乎与地面平行。公、母牛皆有角,角呈方棱状或成三角形,弧形对生,角面多带纹。上颚无门齿及犬齿,臼齿皆强大,颈较短。体躯肥满,腰隆凸,四肢强健,肢具四趾,各有蹄,前2趾着地,后2趾不着地而悬蹄。毛粗硬,稀疏,皮毛黑灰色而有光泽,冬季则为青灰色,品种不多,毛色以灰青、石板青为多,黑色、黄褐色为少,纯白色则较罕见。

【生境分布】 全国各地均有饲养,分布于华南、华东地区。

【采收加工】 取角后,水煮,除去角塞,干燥。或劈开,用热水浸泡,捞出,镑片,晒干。

【性状鉴别】 本品呈稍扁平而弯曲的锥形,长短不一。表面棕黑色或灰黑色,一侧有数条横向的沟槽,另一侧有密集的横向凹陷条纹。上部渐尖,有纵纹,基部略呈三角形,中空。角质,坚硬。气微腥,味淡。

【性味功能】 味咸，性寒。有清热，凉血，解毒的功能。

【主治用法】 用于温病高热，神昏谵语，发斑发疹，吐血衄血，惊风，癫狂。煎服，用量6～15克，宜锉碎先煎，或锉末冲服。

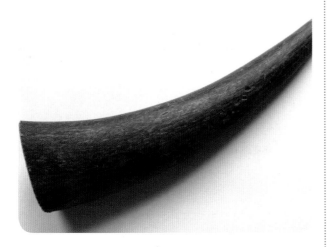

【应 用】

1. 温热病热入血分，高热神昏谵语，惊风抽搐：可以水牛角浓缩粉配玄参、石膏、羚羊角等药用。

2. 热病神昏，或中风偏瘫，神志不清：配牛黄、黄芩、珍珠母等药用，如清开灵注射液（口服液）。

3. 血热妄行斑疹、吐衄：配生地黄、赤芍、牡丹皮等药用，如清热地黄丸。

4. 痈肿疮疡，咽喉肿痛：配黄连、连翘、黄芩等药用，如水牛角解毒丸。

【注意】 脾胃虚寒者不宜用。

§ 马

【基 源】 本品为马科动物马的肉。

【原动物】 马，体格高大，骨骼肌发达，四肢强颈有力。体高1.27～1.60米，体重225～773公斤。雌雄差异很大。马头面部狭长，耳小而尖，直立。鼻宽，眼大。从头顶起沿颈背至肩胛，具有长毛即鬃毛。两耳间垂向额部的长毛称门鬃。身体余部皆被短而均匀的毛，毛

部也有长的鬃毛。我国马的品种较多，有蒙古、河曲、伊犁、三河、黑河等种，因品种不同，身体大小、毛色也有差异主要毛色有青毛、花毛、黑毛、栗毛等。

【生境分布】 马属草原动物，善奔驰，草食。全国各地均有饲养。

【采收加工】 宰杀后剥去皮，除去内脏，取肉鲜用。

【性味功能】 味甘、酸、辛，微寒。有强筋壮骨，除热的功能。

【主治用法】 用于寒热痿痹，筋骨无力，疮毒。内服：煮食，适量。外用：煮汁洗；或研末调敷。

【应 用】

1. 治豌豆疮：马肉煮烂，汁洗，干脯亦得。

2. 头店白秃：马肉煮汁洗。

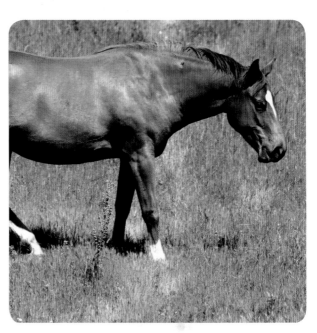

§ 马乳

【基 源】 本品为马科动物马的乳汁。

【原动物】 同马。

【生境分布】 同马。

【采收加工】 收集哺乳雌马的乳汁，鲜用或冷藏。

【性味功能】 味甘，性凉。有养血润燥，清热止渴的功能。

【主治用法】 用于血虚烦热，虚劳骨蒸，消渴，牙疳。内服：煮沸，每次125～250克。

【现代研究】

1. 化学成分 每100克马乳中含水分91克,蛋白质2.1克,脂肪1.1克,碳水化物6克,灰分0.4克,及溶菌酶。

2. 药理作用 马乳含较高量的溶菌酶,达0.3~1.0毫克/毫升。溶菌酶对革兰阳性细菌有杀菌作用,能水解N-乙酰胞壁酸和乙酰氨基脱氧葡萄糖间的β-1,4-糖苷键,使细胞壁破裂,造成细菌死亡。溶菌酶与抗生素合用有协同作用。溶菌酶尚有抗病毒作用,在人宫颈癌(HeLa)细胞被疱疹病毒感染的培养液中加入溶菌酶,有抑制细胞变性作用。溶菌酶也可抑制腺病毒的生长。此外,溶菌酶尚有抗血纤维蛋白溶解作用,参与间隙连接组织的修复和黏多糖的生物合成等。

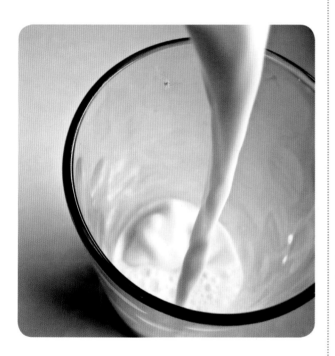

◘ 马宝

【基　　源】 本品为马科动物马胃肠道结石。别名:鲊苔马结石。

【原 动 物】 同马。

【采收加工】 马宝的采储方式大致有:杀马后取出胃肠道结石;在结石发病北较高地区,从马排出的粪便中寻找结石;在结石性疝痛的手术时寻找结石。取出的结石用清水洗净,或瑞用开水煮沸数分钟(开水煮后,容易干燥),晾干或晒干。

【性状鉴别】 本品呈球形、卵圆形或扁圆形,大小不一,直径6~20厘米,表面灰色、青灰色或油棕色,

光滑,略有光泽或附有杂乱的细草纹。质坚体重,断面可见明显的同心层纹,中心部位常有金属或其他粒状异物,无气味或微有臊臭。取粉末少量置铝箔上,直火烘之,粉末由分散迅速相聚集,并有轻微的马尿气。以色青白、外表有光泽、润滑如石、有细草纹、质坚实、断面涡纹细致者为佳。

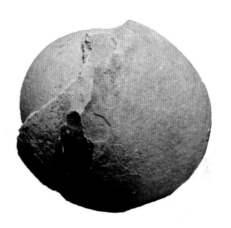

709

【炮　　制】 取原药材,除去杂质,用时捣碎研成细粉。饮片性状:为灰白色或淡灰褐色细粉。贮干燥容器内,密闭,置阴凉干燥处,防潮。

【性味功能】 味甘、咸、微苦,性凉;小毒。有镇惊化痰,清热解毒的功能。

【主治用法】 用于惊痫癫狂,痰热神昏,吐血衄血,痰热咳嗽,恶疮肿毒。内服:研末,用量0.3~3克。

【注意】 中寒痰湿者忌用。

◘ 驴

【基　　源】 本品为马科动物驴。

【原 动 物】 别名:驴、漠骊、毛驴。驴,体型比马小,体重一般200公斤左右。驴肉的头型较长,眼圆,其上生有1对显眼的长耳。颈部长而宽厚,颈背鬃毛短而稀少。躯体匀称,四肢短粗,蹄质坚硬。尾尖端处生有长毛。驴的体色主要以黑、栗、灰三种为主。中国着名的品种关中驴,体型高大,繁殖力强。

【生境分布】 驴性情较温驯，饲养管理方便，饲料粗劣。主要以麦秸、谷草为食，也吃高粱、大麦、豆类。中国北部地区均有饲养。

【采收加工】 净驴宰杀后，剥皮，取肉，鲜用或冷藏。

【性味功能】

驴肉：味甘、酸，性平。有补血益气的功能。

驴头：味甘，性平。有祛风止痉，解毒生津的功能。

驴脂：味甘，性平。有润肺止咳，解毒消肿的功能。

驴乳：味甘，性寒。有解毒，止渴的功能。

【主治用法】

驴肉：用于劳损，风眩，心烦。内服：适量，煮食。

驴头：用于中风头眩，风瘫，消渴，黄疸。内服：适量，煮食。

驴脂：用于咳嗽，疟疾，耳聋，疮癣。内服：酒调，3～6克；或为丸剂。外用：适量，涂敷。

驴乳：用于消渴，黄疸，小儿惊痫，风热赤眼。内服：热饮。

【应 用】

风狂，忧愁不乐，安心气：乌驴肉不以多少，切，于豆豉中烂煮熟，入五味，空心食之。

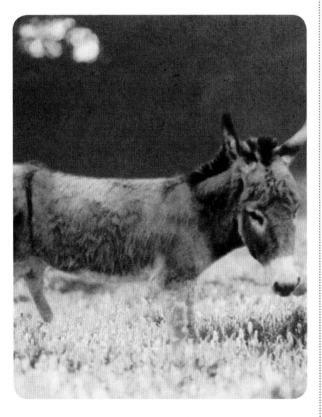

驴阴茎

【基 源】 本品为马科动物驴的雄性外生殖器。

【采收加工】 雄驴杀死后，割取其阴茎及睾丸，剔除残肉及油脂，洗净，悬挂于通风处阴干或晒干。

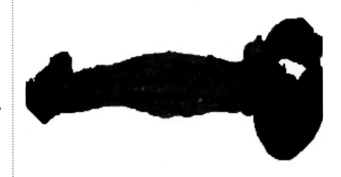

【性状鉴别】 为圆柱形长条，或稍带弯曲，长约30厘米，粗3～4厘米，前端圆形，较大，色黑；基部两侧各有一大型睾丸；肉质，坚硬。以整条、带有睾丸、无残肉油脂、体干燥者为佳。

【炮 制】 洗净煮熟，切成薄片，晒干，入热锅内用净砂炒烫至黄色，取出洗净砂子即成。

【性味功能】 味甘、咸，性温。有益肾强筋的功能。

【主治用法】 用于阳痿，筋骨酸软，骨结核，骨髓炎，气血虚亏，妇女乳汁不足。内服：煎汤，用量15～20克；或入丸剂。

【应 用】

1. 治肾虚体弱：驴肾一副，白水煮烂，匀二次吃。

2. 妇女乳汁不足：生黄芪30克，王不留行15克。水6升煎至4升，去药。用此汤煮驴肾，热烂后，吃驴肾，饮汤。

3. 骨结核或骨髓炎：驴肾一副，白水煮热，匀二次吃。

阿胶

【基 源】 本品为马科动物驴的皮经煎煮，浓缩而制成的固体胶。

【原动物】 同驴。

【生境分布】 驴性情较温驯，饲养管理方便，饲料粗劣。分布于山东的东阿市、浙江。上海、北京、天津、武汉、沈阳、河南禹州等地也产。

【采收加工】 将驴皮漂泡，去毛，切成小块，再漂泡洗净，分次水煎，滤过，合并滤液，用文火浓缩（或加适量黄酒、冰糖、豆油），至稠膏状，冷凝切块，阴干。

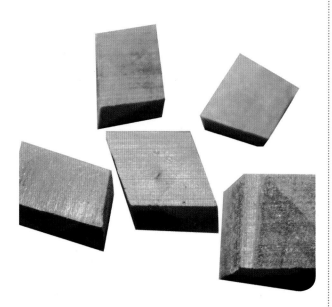

【性状鉴别】 本品呈整齐的长方形或方形块。通常长约 8.5 厘米，宽约 3.7 厘米，厚约 0.7 厘米或 1.5 厘米。表面棕褐色或黑褐色，有光泽。质硬而脆，断面光亮，碎片对光照视呈棕色半透明。气微，味微甘。

【性味功能】 味甘，性平。有补血滋阴，止血，安胎的功能。

【主治用法】 用于虚证，虚劳咯血，吐血，尿血，便血，血痢，妊娠下血，崩漏，阴虚心烦失眠，肺虚燥咳，虚风内动之痉厥抽搐。用量 5～10 克，烊化服。止血宜蒲黄炒，润肺宜蛤粉炒。

【现代研究】

1. 化学成分 阿胶是一类明胶蛋白，水解可产生多种氨基酸，主要有：甘氨酸，脯氨酸），谷氨酸，丙氨酸等。并有 20 种金属元素，为钾、钠、钙、镁、铁、铜、铝、锰、锌、铬、铂、锡、银、溴、钼、锶、钡、钛、锆。

2. 药理作用 有加速红细胞和血红蛋白生长的作用，故有补血作用。能改善体内钙的平衡，使血清钙含量增高，有促进血液凝固作用，故善止血。有升高血压的作用，还能对抗创伤性休克。还有预防进行性肌营养障碍的作用，其原理可能是能防止食物中维生素 E 的氧化。有抗辐射作用。有增加机体免疫功能的作用。

【注意】 脾胃虚弱、食少便溏者不宜。

驼

【基源】 本品为驼科动物双峰驼。

【原动物】 双峰驼，为大型偶蹄类之一，体重可达 500 公斤。比马高大，颈长弯曲如鹅颈，头较小，耳短小。鼻能开闭。颈有毛，背有双峰如鞍，上唇中裂如兔唇，下唇较长。四肢细长，足大有盘。尾短。胼胝体全身区 7 块，其中胸部 1 块，前肢 4 块，后肢 2 块。里生驼，肉峰较小，毛短，掌狭。体被细密软的绒毛即驼绒，一般为沙黄褐棕色。

【生境分布】 野驼栖息于荒漠的沙漠地带。耐寒暑饥渴，以灌丛和半灌丛的盐碱植物为食。常季节性适徙。分布于新疆东南部、甘肃、青海、内蒙古。

【性味功能】

驼肉：味甘，性温。有补气血，壮筋骨，润肌肤的功能。

驼脂：味甘，性温。有补虚润燥，祛风活血，消肿解毒的功能。

驼毛：味咸，性平。有镇惊，收涩，解毒的功能。

驼乳：味甘，性冷；无毒。有补中益气，壮筋骨的功能。

骆驼黄（骆驼胆囊结石）：味苦，性凉；小毒。有清热定惊的功能。

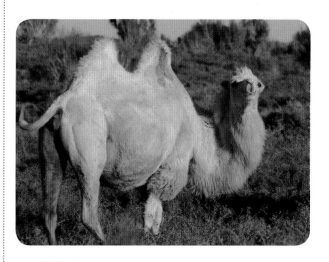

【主治用法】

驼肉：用于外病虚损，顽麻风痹，肌肤不泽。内服：

煮食，用量100～200克。

驼脂：用于体虚劳乏，肌肤不仁皮肤瘙痒，筋肉挛急，疮疡肿毒，痔漏。内服：温酒调，每次6～12克。外用：知量，涂敷。

驼毛：用于痫癫狂，赤白带下，崩漏，痔疮，疳疮。内服：煅存性研末，每次3～6克。外用：烧灰，适量，调敷。

驼乳：内服，炖热饮。

骆驼黄：用于风热惊疾。内服：研末，每次0.3～0.6克。

9 酪

【基　源】　本品为牛乳、羊乳、马乳、骆乳炼制而成的乳制品。

【炮　制】　《钦膳正要》：造法用乳半构，锅内炒过，入余乳熬数十沸，常以构纵横搅之，乃倾出，罐盛待冷，掠取浮皮，以为酥，入旧酪少许，纸封放之，即成矣。又干酪法，以酪晒结，掠去浮皮再晒，至皮尽，却入釜中，炒少时，器盛，曝令可作块，收用。

【性味功能】　味甘、酸，性微寒。有滋阴清热，益肺养胃，止渴润燥的功能。

【主治用法】　用于胸中烦热口渴，肠燥便秘，肌肤枯涩，瘾疹热疮。内服：化冲，适量。外用：适量，涂摩。

【应　用】

1. 瘾疹：酪和盐热煮，摩之。

2. 蚰蜒入耳：牛酪灌耳中，须央虫出。

【注意】　脾虚湿盛、胃寒泻痢者禁服。

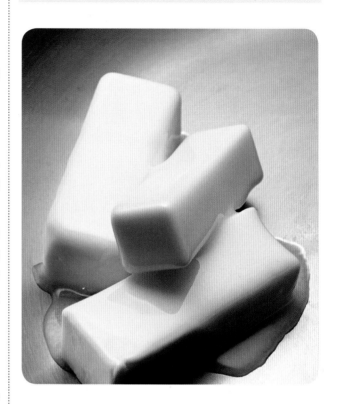

虎

【基源】 本品为猫科动物虎的肉、骨。

【原动物】 又名：於菟，大虫。体形似猫而大，身长约 1.6～2.9 米，尾长约 1 米，体重 180～320 公斤，雌者较小。头圆而宽，颈部较短。眼圆。耳短小。口旁列生长须，犬齿粗大而锐利。四肢粗大有力。身躯雄伟，毛色鲜丽，夏季色深，呈棕黄色或橙黄色。冬季色浅，呈黄色或浅黄色。有许多黑横纹，横纹每 2 条靠拢在一起，体后的黑纹多而密。腹毛白色，亦有黑色条纹。头部黑纹较密，眼上方有一白色区，故有白额虎之称。鼻部棕色无斑纹。耳背黑色，中间有一圆形白斑。颏部白色。四肢外侧棕黄色，内侧白色，都有黑色斑纹。尾基部棕黄色，中部有黑白相间，形成环状，尾端黑色。我国东北地区的虎体型较大，毛长，纹窄而色浅，称东北虎或北虎；华南地区的虎体型较小，毛短色深，纹多而宽，称华南虎或南虎。

【生境分布】 栖息于森林、灌丛、高山草莽处。独居，无固定巢穴，昼伏夜出，尤以晨昏时最为活跃，行动敏捷，善游泳，性凶猛。以其他兽类为食。分布东北、华南等地。主产吉林、黑龙江、湖南、四川、云南、贵州。此外，辽宁、内蒙古、广西、湖北、安徽、福建等地亦产。以东北产的品质为优。

【性味功能】

虎肉：味甘、酸，性温。有补脾胃，益气力，壮筋骨的功能。

虎骨：味甘、辛，性温。有祛风通络，强筋健骨的功能。

【主治用法】

虎肉：用于脾胃虚弱，恶心呕吐，疟疾。内服：煮食。

虎骨：用于风湿痹痛，脚膝酸软。用量 15～30 克，入丸剂或浸酒服。

【附注】 适用于风湿痹痛、风邪偏胜关节疼痛击肝肾亏损，腰膝痿软之症，可与木瓜、牛膝、五加皮等浸酒服或与熟地、龟板、锁阳等制成丸剂服。古代文献多以本品为搜风定痛之品，用治节痛风之药，为临床应用止痛效果并不显著。强健筋骨则信有可征，并不诬也。

注：国家保护动物，严禁捕猎。

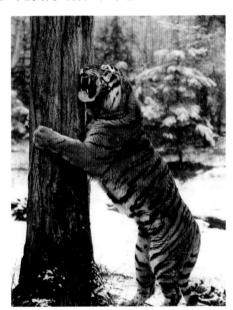

豹

【基源】 本品为猫科动物金钱豹、云豹、雪豹的肉、骨。

【原动物】

1. 金钱豹 形似虎、比虎小。长 1～1.5 米，重达

50公斤。体格强健，四肢粗壮，前肢较后肢略宽大，前足5趾，后足4趾。跖行性，趾端具锐利而弯曲的硬爪，能伸缩。头圆耳短。夏毛棕黄色，冬毛黄色，背部较深。头面部有小而密的黑斑，并延伸至颈部及体背，于体背及体侧形成黑环圈，形如钱，故称金钱豹。颈下、胸部、腹部、四肢内侧均为白色，黑斑稀少。四肢外侧具黑褐色斑点，尾上亦有大小不等的黑斑，尾尖黑色。

2. 云豹　体形小，长75～110厘米，尾长70～92厘米，重15～20公斤。四肢较短，尾长超过体长之半。背毛灰黄色或黄色，具不规则的块状黑斑纹，宛如云朵，故称云豹。颈部有密集小黑斑点，眼周有不完全的辚环，眼后有一明显的纵走黑纹，颈背4条黑纹，中间2条止于肩部，外侧两条粗，延伸至尾基部。四肢黄色具长形黑斑。尾色同背部，末端有数个非整环形的黑环，尾端黑色。

3. 雪豹　体如金钱豹而较小，长1～1.2米，重30～50公斤，尾长近1米。头小而圆，具小而密的黑斑。全身毛灰白色具布满黑色环斑，越往体后黑环越大。耳背灰白色，边缘黑色。胡须黑白相间。尾基部有大块黑斑，尾端黑色。前足5趾，后足4趾。前足比后足宽大。趾端具角质硬爪，略弯，尖端锋利。冬、夏毛密度及毛色差别不大。

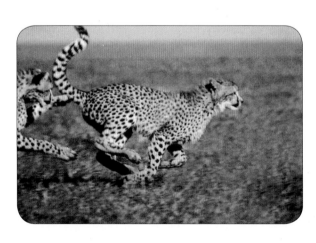

【生境分布】
1. 金钱豹　栖息于山区森林及丘陵地带。有固定之巢穴。独行，夜行必动物。性凶猛，跳跃力强，善爬树。

主要以食草动物为食，如羊、鹿、兔等。分布于黑龙江、吉林、河北、山西　、陕西、青海、安徽、浙江、江西、湖北、湖南、广西、贵州、云南西藏等地。

2. 云豹　生活于热带、亚热带丛林和常绿林中较高林带亦有。极善爬树，多在树上活动。夜行性，肉食，性孤僻，凶猛，但一般不伤人。分布于陕西、安徽、江西、福建、台湾、广东、海南、广西、四川、贵州、云南等地。

3. 雪豹　生活于高山，性凶猛。夜行性动物。居岩洞之中多成对居住。以野羊、岩羊为食，亦食鹿科动物及其他小型有蹄类动物。分布于内蒙古、甘肃、青海、新疆、四川、西藏等地。

【性状鉴别】　头骨呈长圆形，骨质稍薄，额骨突起，吻部较长，顶骨无槽。上颚骨生有门齿3对、犬齿1对、臼齿4对；下颚骨生有门齿3对、犬齿1对、臼齿3对；犬齿垂直，较虎的犬齿略小，色老而多锈。脊椎共有24节，尾椎较长，约有36节。肋骨每边有13根，均为圆形。四肢骨与虎相似，略瘦长；前肢尺骨内侧窝（凤眼）呈条形；膝盖骨呈椭圆形，前端厚，后端薄，其外面中央部隆起，两侧外斜度大；帮骨较粗大，略与缝骨相近。足掌较瘦，留有灰黄色杂有黑色圆环的皮毛，趾爪内弯，曲度较虎爪为甚。市场商品多用四肢骨，其他少见，长骨骨色呈呆滞白色，干枯，不如虎骨光泽油润，断面白色，骨腔约占骨粗的1/2，骨腔内网状骨髓较虎骨为少，色泽亦浅。以四肢骨体重、质坚、去净筋肉者为佳。

【炮　制】
1. 豹骨：去净筋肉，洗净，阴干，临用时敲碎。
2. 油豹骨：取净豹骨，置锅内用麻油炸酥，或抹麻油后用火烤酥。
3. 醋豹骨：取沙子置锅内炒至轻松，加入净豹骨，炒至黄色，筛去沙子，将豹骨乘热倒入醋内淬酥，取出晾干。（每净豹骨100斤用醋20～30斤）

【性味功能】
豹骨：味辛、咸，性温。有祛风湿，强筋骨，镇惊安神的功能。
豹肉：味甘、酸，性温。有补五脏，益气血，强筋骨的功能。

【主治用法】
豹骨：用于风寒湿痹，筋骨疼痛，四肢拘挛麻木，腰膝酸楚，小儿惊风抽搐。内服煎汤，用量9～15克；或烧灰研末冲，每闪3克，每日9克；或浸酒；或入丸、散。

外用：适量，烧灰，淋汁，洗。

豹肉：用于气虚体弱，筋骨痿软，胆怯神衰。内服：煮食，适量。

【注意】 血虚火盛者慎服。

注：国家保护动物，严禁捕猎。

9 象

【基源】 本品为象科动物亚洲象的肉、皮、骨、牙、胆。

【原动物】 亚洲象，身体头庞大，体高可达2.5米，重可达5～6吨。头长大，前额凹，颈短。耳较大，似蒲扇，向后遮盖颈部两侧，眼睛小。鼻吻呈圆筒形，突出甚长，舒展伸缩自如，可垂至地面，下面较细，末端为筒形，突出甚长，舒展伸缩自如，可垂到地面，下面较细，末端为鼻孔，杯口状，前缘有一指状突起，是持握器官。雄象上颌门齿突出口外，略向上翘，长达1.5～1.8米，全齿呈圆锥体状，每对象牙重约20公斤。四肢粗壮，前肢5趾，后肢4趾，尾短而细。全身灰色或棕灰色，皮厚，皱褶多，稀疏地散生着粗毛。

【生境分布】 主要栖息于海拔1000米以下的湿度较高的热带、亚热带或其复合类型的沟谷，山坡及稀树地带。具群居性，性喜水，早晨及夜晚觅食，爱吃野芭蕉芦类、棕叶芦、董棕、各种竹类。分布于亚洲南部各国，我国仅云南南部及西南部有分布，数量不多。

【性状鉴别】

象皮：本品呈不规则的片状，大小不等，皮厚1～2.5厘米，外表面淡灰棕色或暗灰色，密布细小的颗粒状突起和疏松不等的皮肤皱褶，有时可见棕色长短不等的粗毛，内表面较粗糙，灰黄色至灰棕色，有纤维状露出物。断面灰白色至黄棕色，半稼明，表面颗粒凸凹较钝，质坚硬，味咸微腥。

象牙：本品多呈碎屑状，形状极不规则。表面浅赤色或黄色，并有纵行的浅沟纹。内为银白色。片块状者，纵剖面有纵横交叉的波纹，横断面可见同心轮纹。质坚而脆。无臭，无味。以外面浅赤色、内面银白色、显油性者为佳。

【炮制】

象皮：取象皮浸泡约3天，洗净，稍闷，晒至八成干，再沾水一次，至内外湿度一致，切成厚约之毫米的薄片，晒干。或用文火烤软，乘热切片亦可。象皮粉：先将滑石粉置锅内加热，倒入象皮片，用强火炒至稍鼓起，呈深黄色时取出，筛去滑石粉，放凉，碾成细粉。

象牙：锉屑煎服。现行，取原药材除去杂质，或粉碎成细粉。贮干燥容器内，密闭，置阴凉干燥处。

【性味功能】

象肉：味甘、淡，性平。有解毒疗疮的功能。

象皮：味甘、咸，性温。有止血敛疮，祛腐生肌的功能。

象骨：味甘，性平。有解毒生肌的功能。

象胆：味苦，性寒。有清肝明目，解毒消肿的功能。

象牙：味甘，性寒。有清热镇惊，解毒生肌的功能。

【主治用法】

象肉：用于秃疮。外用：适量，烧灰研末调涂。

象皮：用于外伤出血，溃疡久不收口，褥疮。外用：适量，熬膏；或研末调敷。内服：入丸、散。疮疡脓毒未尽者忌用。

象骨：用于胃热呕吐，泄泻脓血，臁疮。内服：煎汤，适量；或烧灰酒冲，用量3～6克。外用：适量，烧灰涂敷。

象胆：用于目生翳障，疳积，口臭，疮肿。内服：入丸剂，0.3～1克。外用：适量，点眼；或涂擦。

象牙：用于癫痫，惊风，骨蒸劳热，痈肿疮毒，咽喉肿痛，痔漏。内服：研末，用量1～3克；或磨汁；或入丸、散。外用：适量，研末调敷；或磨汁涂。

注：国家保护动物，严禁捕猎。

715

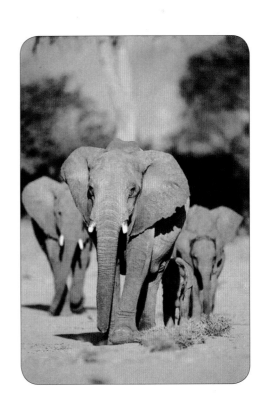

犀

【基　源】　本品为犀科动物印度犀、爪哇犀、苏门犀等的皮、肉、骨。

【原动物】

1. 印度犀，又名：独角犀。

体格粗壮庞大，体重仅次于大象、河马，身长约3.2～3.5米，肩高达1.8米。头大，颈短，耳长，眼小，鼻孔大。皮肤坚厚，除耳与尾外，完全无毛。在肩胛、颈下及四肢关节处有宽大的褶缝，呈楯状，皮肤表面有很多疣状凸起，皮呈黑灰色，略带紫色。雌雄兽鼻端都有一角，黑色，圆锥状，粗而不长，普通长约30～40厘米。四肢粗壮，均3趾。

生活于亚热带的潮湿、茂密的丛莽草原。独栖或两只同栖，夜行性，嗅觉、听觉强，视觉弱。以鲜枝、嫩芽、竹、芒果等为食。分布尼泊尔及印度北部。

2. 爪哇犀，又名：小独角犀。

形与印度犀相似而较小。皮肤也有厚褶，但背部的3条褶上下完全连接。本种仅雄兽有角，生于鼻端，角较小，长仅25厘米左右。

生活于热带密林中喜游水，怕日晒。常独栖或雌雄同栖，以鲜枝、嫩芽、叶、竹类、芒果及无花果等为食。分布爪哇。

3. 苏门犀，又名：双角犀。

体形最小，身长约2.4～2.5米。身上多毛，呈褐色或黑色，皮粗而厚。雌雄兽鼻上皆有双角，前角长，后角短，纵列而生。上唇不突出。

生活习性与上种相同。分布缅甸、泰国、马来西亚及印度尼西亚的苏门答腊、婆罗洲等地。

【性味功能】

犀肉：味甘，微温，无毒。

犀皮：有祛风解毒的功能。

犀角：味酸、咸，性寒。有清热，凉血，定惊，解毒的功能。

【主治用法】

犀肉：用于瘴气，除客热头痛及五痔诸血痢。

犀皮：治风活血最效。内服：煎汤或煮食，用量4.5～9克。

犀角：用于伤寒温疫热入血分，惊狂，烦躁，谵妄，斑疹，发黄，吐血，衄血，下血，痈疽肿毒。内服：磨汁或研末，用量0.9～1.8克；煎汤，用量1.5～6克；或入丸、散。外用：磨汁涂。

【附注】　阅读前人方书，在方剂中用犀角的颇多，这说明当时犀牛较多。现在世界上犀牛已成稀有动物，犀角一药，货源日少。因此，为了保障广大劳动人民的健康，应以发展眼光来看待这一问题，即必须积极的寻找代用的药物。

注：国家保护动物，严禁捕猎。

野猪

【基　源】　本品为为猪科动物野猪的肉、皮、骨、胆等。

【原动物】　别名：野彘，形似家猪。体长约1.5米，体重约150公斤，最大雄猪可达250公斤。其头部较宽大，吻部十分突出，呈圆锥形，末端具裸露的软骨垫。雄猪犬齿特别发达，上下犬齿皆向上翘，称为獠牙，露出唇外，雌猪獠牙不发达。耳直立，四肢较短，尾细小。身体被刚硬的针毛，背脊鬃毛显着，这些毛的尖端大多分叉。一般为棕黑色，面颊、胸部杂有灰白、污白色毛。幼猪躯体呈淡黄褐色，背部有6条淡黄色纵纹，俗称花猪。

【生境分布】　多栖息于灌木丛、较潮湿的草地或混交林、阔叶林中晨昏或夜间活动；性极凶猛；一般成群活动。杂食性，植物根茎、野果、动物尸体及各种昆虫均食，亦盗食农作物。分布几乎遍及全国。

【炮　制】　野猪头骨：将猪头部入水剔净鬃毛，水煮熟后将骨剔出，入药用。

【性状鉴别】　野猪皮：呈不规则的块状，皮厚

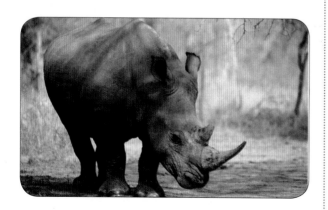

0.9～2厘米，外表面灰黑色，密布细小的颗粒状突起及较深的皱褐，并带有较多黑色粗壮的硬毛。内表面较光滑，无纤维状露出物。断面黄棕色，较粗烽，半透明，表面颗粒突起较钝，质坚硬，味咸微腹。

【性味功能】

野猪肉：味甘，性平。有补五脏，润肌肤，祛风解毒。

野猪脂：味甘、咸，性平。有解毒，和胃的功能。

野猪外肾：味甘，性温。有止血，止带的功能。

野猪头骨：味咸，性平。有截疟，利水的功能。

野猪蹄：味甘，性平。有祛风通痹，解毒托疮的功能。

野猪皮：味甘，性平。有解毒生肌，托疮的功能。

野猪胆：味苦，性寒。有清热镇惊，解毒生肌的功能。

【主治用法】

野猪肉：用于虚弱羸瘦，癫痫，肠便血，痔疮出血。内服：煮食，用量50～250克。服巴豆药者忌之。

野猪脂：用于中毒性肝脏损害，胃溃疡，胃痉挛。内服：煮成块，晒干，研细末，用量3～6克。

野猪外肾：用于血崩，肠风下血，血痢，带下。内用：烧存性，研末，用量3～9克。

野猪头骨：用于疟疾，水肿。内服：煎汤，用量100～500克，或烧成炭研末，冲服。

野猪蹄：用于风痹，痈疽，漏疮。内服：煮食或煨食，用量50～250克。

野猪皮：用于恶疮，疥癣。内服：烧灰；研末冲，用量3～9克。外用：适量，烧灰调敷。

野猪胆：用于癫痫，小儿疳疾，产后风，目赤肿痛，疔疮肿毒，烧烫伤。内服：研末或取汁冲，用量1～3克。外用：适量，涂敷。

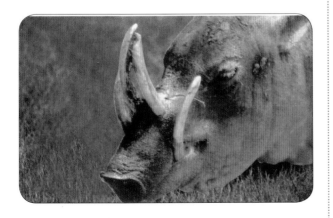

【应　　用】

1. 久痔，下血不止，肛边痛：野猪肉1000克，切，着五味炙，空心食，作羹亦得。

2. 令妇人多乳：野猪膏炼令精细，以二匙和一盏酒服，日3服。

3. 疗疮恶肿：野猪胆汁捣葱白，敷患处。

4. 瘰疬：取鲜野猪胆一个，套手指上，至愈为度。

5. 火烫伤：黄柏一两，研极细未，野猪胆汁调涂患处。

6. 小便不通：野猪胆汁一盅，热酒冲服，日服二次。

6 熊

【基　　源】　本品为熊科动物黑熊及棕熊的肉。

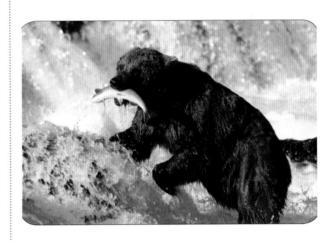

【原 动 物】

1. 黑熊　体形较大，长1.5～1.7米，体重约150公斤。头部宽圆。吻部短而尖；鼻端裸露，眼小；耳较长且被有长毛，伸出头顶两侧。颈部短粗，两侧毛特别长。胸部有一倒人字形白斑。尾很短。毛较一致漆黑色，有光泽。四肢粗健，前后足均具5趾，前足腕垫宽大与掌垫相连，后足跖垫亦宽大且肥厚，前宽后窄，内侧中部无毛间隔。具爪。除其鼻面部棕色、下颌白色、倒人字白斑外，全身均为黑色并带有光泽。

2. 棕熊　体形较大，长约2米，重200～300公斤。头阔而圆，吻部较长鼻也较阔，其端裸出，略侧扁。耳小，能动，内外被毛。肩端隆起，腰粗壮，尾短。四肢粗壮，前后足均具5趾，前足的爪长于后足。爪侧扁而弯曲，呈暗褐色。全身为黑棕色，或近黑色以至很淡的银灰色、棕黄色或棕红色。成体胸部无白色斑纹。

【生境分布】　1. 黑熊：栖息于混交林或阔叶林中。一般居于山上的石洞或大　树洞中，有冬眠习性，夏、冬季有垂直直适移现象。白天活动，视觉较差，善爬树，熊游泳力强。杂食性，但以植物为主。分布极广泛东北、华北、西南、华南及陕西、甘肃、青海、安徽、浙江、江西、福建、台湾、西藏等地均有分布。

2. 棕熊：栖息于广阔叶林、针叶林或混交林中有中。有冬眠习性，杂食以植物为主。分布于东北及甘肃、青海、新疆、四川、贵州、西藏等地。

【性味功能】　味甘，性温。有补虚损，强筋骨的功能。

【主治用法】　用于脚气，风痹，手足不随，筋脉挛急。内服：煮食。

【应　用】

1. 中风心肺风热，手足不随及风痹不仁，筋脉五缓，恍惚烦躁：熊肉500克。切，如常法调和作腌腊，空腹食之。

2. 脚气风痹不仁，五缓筋急：熊肉半斤。于豉汁中和姜、椒、葱白、盐、酱作腌腊，空腹食之。

注：国家保护动物，严禁捕猎。

⑨ 熊胆

【基　源】　本品为脊椎动物熊科棕熊和黑熊的胆囊。

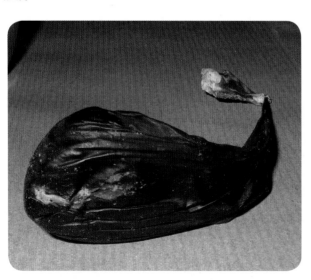

【原动物】　同熊。

【采收加工】　胆囊取出后，要将胆囊管口扎紧，剥去胆囊外附着的油脂，用木板夹扁，置通风处阴干，或置石灰缸中干燥。我国已能人工活取熊胆汁，通过手术造成熊胆囊瘘管，定期接取胆汁，并净胆汁制成熊胆粉以供药用。

【性状鉴别】　本品呈长扁卵形，上部狭细，下部膨大成囊状，长10～20厘米，宽5～10厘米。表面黑色、棕黑色或黄棕色，显光泽，微有皱褶。囊内有干燥的胆汁，习称胆仁呈块状、颗粒状或粉状，金黄色，透明如琥珀，有光泽，质松脆者习称金胆或铜胆；黑色，质坚脆或呈稠膏状者习称墨胆或铁胆；黄绿色，光泽较差，质脆者称菜花胆。气清香，味极苦，有黏舌感。以个大、畅通薄、胆仁金黄明亮、质松脆者为佳。

【炮　制】　去净皮膜，研成细末用。

【性味功能】　味苦，性寒。有清热解毒，平肝明目，杀虫止血的功能。

【主治用法】　用于湿热黄疸，暑湿泻痢，热病惊痫，目赤翳障，喉痹，鼻蚀，疔疮，痔漏，疳疾，蛔虫，多种出血。内服：入丸散，用量0.2～0.5克。外用：适量，研末调敷或点眼。

【现代研究】

1. 化学成分　主含胆汁酸类的碱金属盐，又含胆甾醇及胆色素。从黑熊胆中可得约20%的牛磺脱氧胆酸，此是熊胆主要成分，被水解则生成牛磺酸与熊脱氧胆酸。熊胆又含少量鹅脱氧胆酸及胆酸。熊脱氧胆酸为鹅脱氧胆酸的立体异构物，乃熊胆的特殊成分，可与其他盖的胆相区别。

2. 药理作用　有利胆作用，可促进胆汁分泌，显著增加胆汁分泌量，对总胆管、括约肌有松弛作用。本品还有溶解胆结石作用及一定的解毒、抑菌、抗炎、抗过敏、镇咳、祛痰、平喘、助消化、降压作用。

【应　用】

1. 肝胆疾病（患有胆结石、胆道炎和黄疸的患者）：可采用熊胆汁配伍郁金、姜黄和茵陈蒿水煎服，进行治疗，有一定疗效。

2. 急性肾性高血压：熊胆汁干粉，每次0.5克，每日2次。

3. 眼科疾病：取20%熊胆注射液结合膜下注射，每次0.2毫升，对晶体混浊、眼底出血及球后视神经炎有较好疗效。

4. 小儿百日咳：用熊胆抑咳散（熊胆、朱砂、姜半夏、橘红、川贝母、款冬花），1～2岁，每次0.3～0.5克；2～4岁，每次0.6～0.9克，按年龄大小适当增减，每日3次，饭后温开水送服。慢性肝病：用熊胆注射液（2%），每次2毫升，每日2次，肌肉注射，并按中医辨证配以中药治疗，1个月为1个疗程，连续用3个疗程，每疗程间休息3～4日。

【注意】 非实热者不可用。

ᠪ 羚羊

【基　源】 本品为牛科动物赛加羚羊的肉。

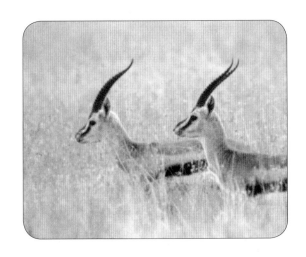

【原动物】 赛加羚羊又名：高鼻羚羊。身体大小与黄羊相似，长1～1.4米，体重雄兽为37～60公斤，雌兽约29～37公斤。头型较特别，耳廓短小，眼眶突出。鼻端大，鼻中间具槽，鼻孔呈明显的筒状，整个鼻子呈肿胀鼓起，故谓高鼻羚羊。雄羊具角1对，不分叉，角自基部长出后几乎竖直向上，至生长到整个角的1/3高度时，二角略向外斜，接着又往上，往里靠近再又微微向外，最后二角相向略往内弯。角尖端平滑，而下半段具环棱。角呈半透明状，内蜡色。整个体色呈灰黄色，但体侧较灰白。冬季时毛色显得更淡。

【生境分布】 栖息于荒漠及半荒漠的开阔地区，性喜干旱。以各种植物为食，如梭梭、蒿类、羽茅等。一般边食边行。在我国仅分布于新疆北部的边境地区。

【性味功能】 味甘，性平。有柔筋利骨，祛风解毒的功能。

【主治用法】 用于中风筋骨强急，恶疮，毒蛇咬伤。内服：适量，炙熟浸酒。

注：国家保护动物，严禁捕猎。

ᠪ 羚羊角

【基　源】 本品为牛科动物赛加羚羊的角。

【原动物】 同羚羊。

【采收加工】 全年均可捕捉，但以秋季猎取为佳。捕后锯取其角，晒干。

【性状鉴别】 呈长圆锥形，略呈弓形弯曲，长15～33厘米，类白色或黄白色，基部稍呈青灰色。嫩枝透视有血丝或紫黑色斑纹，光滑如玉，无裂纹，老枝则有细纵裂纹。除尖端部分外，有11～16个隆起环脊，中部以下多呈半环，间距约2厘米，用手握之，四指正好嵌入凹处。角的基部横截面圆形，直径3～4厘米，内有坚硬质重的角柱，习称骨塞，骨塞长约占全角的1/2或1/3，表面有突起的纵棱与其外面用鞘内的凹沟紧密嵌合，从横断面观，其结合部呈锯齿状。除去骨塞后，角的下半段成空洞，全角呈半透明，对光透视，上半段中央有1条隐约可辨的细孔道直通角尖，习称通天眼。质坚硬。气无，味淡，以质嫩，色白，光润，有血丝裂纹者为佳。

粉末特征：淡灰白色。为不规则碎块，近白色、淡黄白色或淡灰色，微透明，均匀分布有多数长圆形、新月形、长条形空隙，偶见空隙周围显细密放射状纹理；有的碎块隐约可见长梭形纹理。

【炮　制】

羚羊角片：除去骨塞，入水中浸渍后，捞出去筋，镑成纵向薄片，晾干。

羚羊角粉：除去骨塞，锉碎，研成细粉。

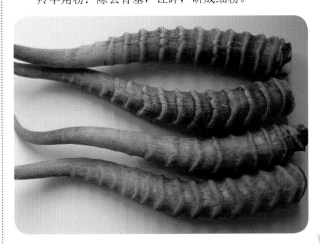

719

【性味功能】　味咸，性寒。有平肝息风，清肝明目，凉血解毒的功能。

【主治用法】　用于肝风内动惊痫抽搐，筋脉拘挛，肝阳头疼眩晕，肝火目赤肿痛以及血热出血，温病发斑，痛肿疮毒。内服：煎汤，用量1.5～3克，宜单煎2小时以上；磨汁或研末，用量0.3～0.6克；或入丸、散。外用：适量，煎汤或磨汁涂敷。

【现代研究】

1. 化学成分　含磷酸钙、角蛋白及不溶性无机盐等，其中角蛋白含量最多。羚羊角的角蛋白含硫只有1.2%，是角蛋白中含硫最少者之一。

2. 药理作用　羚羊角水煎剂和醇提液均可显著减少小鼠的自主活动，具有镇静和一定的抗惊厥作用。对人工发热家兔有明显的解热作用。静脉注射对麻醉猫有降压作用。此外，其外皮浸出液能增加小鼠耐缺氧能力，并有镇痛作用。

【注意】　脾虚慢惊患者禁服。

牦牛角

【基　源】　本品为牛科动物牦牛的角。

【原动物】　别名：牦牛、旄牛、犘牛、毛犀、猫牛、竹牛、毛牛。牦牛，状如牛，体粗大，重在500公斤以上，头及躯体背面的毛短而光滑。肩部有突起这隆肉。体侧、颈、胸、腹、尾、颌、喉部均被下垂的长毛，尤以尾毛为甚。通体暗褐黑色，吻部、鼻部稍杂白以。四肢短粗；雄兽角大，而雌盖角小，角基略扁，二角分离甚远，角先向上，再向外，近末端复向内向上，角尖略向后弯。

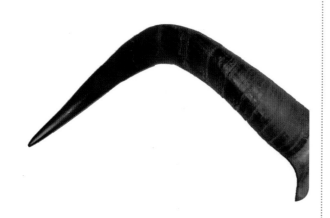

【生境分布】　栖息于青藏高原的荒凉之处，怕热而不畏冰雪。喜游荡，常数十成群，以高原山谷的粗草为食。分布于青藏高原，北至昆仑山，阿尔金山和祁连山西段，东至四川西北部，南达西藏境内。在青藏高原地区。牦牛已驯为家畜。

【采收加工】　宰杀牦牛时锯下牛角，阴干或低温烘干。

【性味功能】　味酸、咸，性凉。有清热解毒，凉血熄风的功能。

【主治用法】　用于高热惊痫，血热出血。内服：煎不汤，用量15～30克。

山羊

【基　源】　本品为牛科动物青羊、北山羊及盘羊的肉。

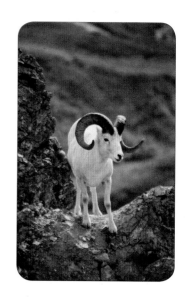

【原动物】

1. 青羊　体长0.9～1.1米，尾长13～17厘米，重约30公斤。四肢短，蹄狭窄。眶下腺甚为退化，有足腺，无鼠踩腺。雌雄皆有角，角短而直，斜向后上方伸出，二角基部很靠近，尖端略向下弯。余部角有环棱。一般身体色为灰棕色，个体有差异或呈深灰或为棕褐色。喉部后方有一白斑。四肢、腹部、尾几同身色。

2. 北山羊　个体大，肩高约1米，尾长超过耳长，重40～50公斤。雄羊颌下有须，长约15厘米，雌羊须很短。无眶下腺，雄羊有尾下腺，前肢有足腺。雌性角小，雄性角发达，长达1米左右，斜向后方生长，形如弯刀，角横切面呈三角形，平面朝前，角上有许多大而显着之横棱。自头枕部沿背脊到尾基部，有一条黑色纵纹。胸部及腹侧黑色，腹面白色。四肢前面由上至下有黑棕色纵纹，尾向体背色，尾尖棕黑色。

3. 盘羊　体形中等大，健壮，身高 1.1 米，长约 1.5 米左右。肩高大于臀高。耳较小，尾短不及耳长。雌雄均有角。雄性角粗大，尤以基部为甚。角往侧面弯曲成 360 度的圆形螺旋。角鞘外面有明显而狭的环棱。近基部则消失。角长 1 米。雌性角小，约为雄性角的 1/5。体背浅灰棕或暗棕色，胸腹部黄棕色，下腹及鼠踩部白色，臀部有白斑。尾色与体背相似，尾上面并有一棕色中线。

【生境分布】

1. 青羊　栖息于较高的人迹罕至的山林中多在阳坡活动。居洞或岩石下，以草、树枝叶等为食。分布于东北、华北入陕西、甘肃、浙江、福建、湖北、广东、广西、四川、云南、西藏等地。

2. 北山羊　栖息于高原岩石和石质流砂上，或沿荒裸地生活。喜登高山，可达海拔 6000 米高度。群居，以禾本科植物为食。分布于内蒙古、宁夏、青海、新疆等地。

3. 盘羊　栖息于无林的高原、丘陵地带。以禾本科、葱属及杂草为食。分布于西北、华北入西藏等地。

【性味功能】

山羊肉：味甘，性热。有补虚损，助肾阳，壮筋骨的功能。

山羊油：味甘，性温。有温经散寒，和血止痛的功能。

山羊血：味咸、甘，性温。有活血散瘀止痛接骨的功能。

山羊角：味咸，性寒。有清热，镇惊，散瘀止痛的功能。

山羊肝：味甘、苦，性寒。有补肝，清热，明目的功能。

【主治用法】　山羊肉：用于虚劳内伤，筋骨痹弱，腰脊酸软，阳痿精寒，亦白带下，血冷不孕。内服：煮食，适量。

山羊油：用于疝症。

山羊血：用于跌打损伤，骨折，筋骨疼痛，吐血，衄血，呕血，咯血，便血，尿血，崩漏下血，月经不调，难产，痈肿疮疖。内服：鲜血，酒调，30～50 毫升；干血，研末酒调，每次 1～2 克，每日 3～6 克；或入丸剂。阴虚血热者慎服。

山羊角：用于小儿发热惊痫，头痛，产后腹痛，痛经。内服：煎汤，30～50 克；或磨粉；或烧焦研末，3～6 克。外用，0.6～0.9 克，研末吹耳中。

山羊肝：用于肝虚目暗，视物不明，目赤肿痛，雀目，虚羸。内服：煮食，适量；或焙干研末，入丸散。外用：适量，敷目。

【注意】　热病时疫患者禁服。孕妇慎服。

9 鹿

【基　源】　本品为鹿科动物梅花鹿或马鹿的肉。

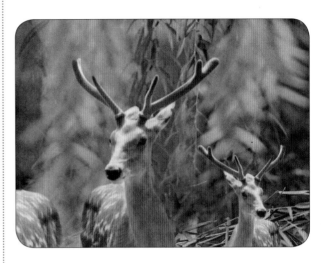

【原 动 物】

1. 梅花鹿　体长约 1.5 米左右，体重 100 公斤左右。眶下腺明显，耳大直立，颈细长。四肢细长，后肢外侧踝关节下有褐色足迹腺，主蹄狭小，侧蹄小。臀部有明显的白色臀斑，尾短。雄鹿有分叉的角，长全时有 4～5 叉，眉叉斜向前伸，第二枝与眉叉较远，主干末端再分两小枝。梅花鹿冬毛检疫站棕色，白色斑点不显。鼻面及颊部毛短，毛尖沙黄色。从头顶起沿脊椎到尾部有一深棕色的背线。白色臀斑有深棕色边缘。腹毛淡棕，鼠踩部白色。四肢上侧同体色，内侧色稍淡。夏毛薄，无绒毛，红棕色，白斑显着，在脊背两旁及体侧下缘排列成纵行，有黑色的背中线。腹面白色，尾背面黑色，四肢色较体色为浅。

2. 马鹿　体形较大，体长 2 米，体重超过 200 公斤。肩高约 1 米，背平直肩部与臀部高度相等。鼻端裸露，耳大呈圆锥形。颈长约占体长 1/3，颈下被毛较长。四肢长，两侧蹄较长，能触及地面。尾短，雄性有角，眉叉向前伸，几与主干成直角，主干稍向后略向内弯，角面除尖端外均较粗糙，角基有一小圈瘤状突。冬毛灰褐色。嘴、下颌深棕色，颊棕色，额部棕黑色。耳外黄褐、耳内白色。颈部与身体背面稍带黄褐色，有一黑棕色的背线。四肢外侧棕色，内侧较浅。臀部有黄赭色斑。夏毛较短，没有绒毛，呈赤褐色。

【生境分布】

梅花鹿：栖于混交林、山地草原及森林近缘。分布于东北、华北、华东、华南。

马鹿：栖于混交林、高山的森林草原。分布于东北、西北及内蒙古等地。

【性状鉴别】 干燥品为横切或纵切成条状或块状的肌肉块，大小不等，肌肉纤维束明显；表面黄褐色或黑褐色，并混有黄白色呈半透明状的筋膜，质较轻，易撕裂。鲜品呈暗红色或红紫色，质柔韧。气腥膻，味微咸。

【性味功能】 味甘，性温。有益气助阳，养血祛风的功能。

【主治用法】 用于虚劳羸瘦，阳痿腰酸，中风口僻。内服：煮食、煎汤或熬膏，适量。外用：适量，捣敷。

【应　　用】

1. 产后乳无汁：鹿肉四两。洗，切，用水三碗煮，入五味作臛，任意食之。

2. 中风口僻不正：生鹿肉和生椒捣薄之，正则急去之。

【注意】 上焦有痰热，胃家有火，阴虚火旺吐血者慎服。

⑨ 鹿角

【基　　源】 本品为鹿科动物马鹿或梅花鹿已骨化的角或锯茸后翌年春季脱落的角基，分别习称"马鹿角""梅花鹿角""鹿角脱盘"。

【采收加工】 一般于冬季或早春连脑骨一起砍下称砍角，或自基部锯下，洗净，风干；或在春末拾取自然脱落者，称退角。

【性状鉴别】

1. 梅花鹿角 通常有3～4分枝，全长30～60厘米，直径2.5～5厘米。侧技多向两旁伸展，第一技与珍珠盘相距较近，第二技与第一枝相距较远，生枝末端分成两小技。表面黄棕色或灰棕色，枝端灰白色。枝端以下具明显骨钉，骨钉断续排成纵棱，顶部灰白色或灰黄色，有光泽。

2. 马鹿角 呈分枝状，通常有4～6分枝，全长50～120毫升。主枝弯曲，直径3～6厘米，基部具盘状突起，习称珍珠盘，周边常有稀疏细小的孔洞，侧枝多

向一面伸展，第一枝与珍珠盘相距较近，第二枝靠近第一枝着生。表面灰褐色或灰黄色，有光泽，角大平滑，中、下部常具疣状突起，习称骨针，并具有纵棱。质坚硬，断面外圈骨质，灰白色或微带淡黄褐色，中部多是灰褐色，具蜂窝状初。臭，味微咸。

3. 鹿角脱盘 又称鹿花盆。呈盔状或扁盔状，直径3～6厘米，珍珠盘直径4.5～6.5厘米，高1.5～4厘米。表面灰褐色或灰黄色，有光泽，中部具蜂窝状细孔。底面平，蜂窝状，多呈黄白色或黄棕色珍珠盘周边常有稀疏细小的孔洞。上面略平或呈不规则的个球形。质坚硬，断面外留骨质，灰白色，中部类白色。无臭，味微咸。

【炮　　制】

鹿角片：锯成长段，用热水浸泡，取出镑成薄片后晒干。

鹿角粉：取镑片研成细粉。

【性味功能】 味咸，性温。有补肾阳，益精血，强筋骨，行血消肿的功能。

【主治用法】 用于肾虚腰脊冷痛，阳痿遗精，崩漏，白带，尿频尿多，阴疽疮疡，乳痈肿痛，跌打瘀肿，筋骨疼痛。内服：煎汤，用量5～10克；研末，每次1～3克；或入丸、散。外用：适量，磨汁涂、研末撒或调敷。熟用偏于补肾益精，生用偏于散血消肿。

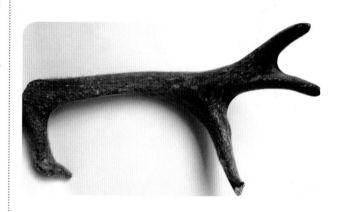

【现代研究】

1. 化学成分 鹿角含胶质25%，磷酸钙50%～60%，碳酸钙及氮化物。另含氨基酸，内有天冬氨酸，苏氨酸，丝氨酸，谷氨酸，脯氨酸），甘氨酸，丙氨酸，缬氨酸，亮氨酸，异亮氨酸），苯丙氨酸，赖氨酸，组氨酸，精氨酸。

2. 药理作用 抗炎作用；多毛鹿角正丁醇提取物（BETA）50毫克/公斤腹腔注射给于大鼠，可见大鼠肝和脑组织中线粒体的单胺氧化酶（MAO）活性被明显抑制。

体外实验亦证明具有对MAO抑制活性。鹿角提取物40毫克／公斤，可使氟烷轻度麻醉狗心搏出量明显增加。

【注意】 阴虚火旺者禁服。

§ 鹿角霜

【基　　源】 本品为鹿角熬制鹿角胶后剩余的骨渣。

【原 动 物】 同鹿。

【采收加工】 春、秋两季生产，将骨化角熬去胶质，取出角块，干燥。

【性状鉴别】 本口呈长圆柱形或不规则的块状，大小不一。表面灰白色，显粉性，常具纵棱，偶见灰色或灰棕色斑点。体轻，质酥，断面外层较致密，白色或灰白色，内层有蜂窝状小孔灰褐色或灰黄色，有吸湿性。气微，味淡，嚼之有黏牙感。以块整齐、色灰白、不糟朽者为佳。

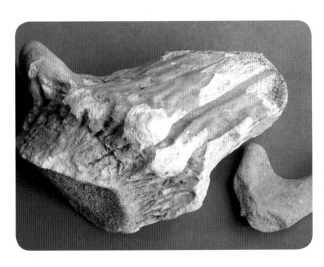

【炮　　制】 拣去杂质，斫成小块。鹿角霜块：将鹿角霜研成细粉，每斤加入鹿角胶2两(加水4～5倍烊化)，面粉2两，拌匀压平，切成小方块，晒干。现在所用的鹿角霜，均是提制鹿角胶后剩下的残渣，而古代在制取鹿角霜的过程中，有不提出胶质者，也有加入其他辅料药者。

【性味功能】 味咸，性温。有温肾助阳，收敛止血的功能。

【主治用法】 用于肾阳不足，脾胃虚寒，食少便溏，阳痿遗精，尿频遗尿，崩漏，带下，创伤出血，疮疡久不愈合。内服：煎汤，用量5～10克；或入丸、散。外用：知量，研末撒。

【现代研究】

1. 化学成分　鹿角霜主要成分为磷酸钙、碳酸钙、氮化物及胶质等。

2. 药理作用　有较好的收敛止血及敛疮作用。

【注意】 阴虚阳亢者禁服。

§ 鹿角胶

【基　　源】 本品为鹿角经水煎熬，浓缩制成的固体胶。别名：白胶、鹿胶。

【原 动 物】 同鹿。

【采收加工】 熬制时间多在11月至翌年3月间。先将鹿角锯成小段，长10～15厘米。置水中浸漂，每日搅动并换水1～2次，漂至水清，取出，置锅内煎取胶液，反复煎至胶质尽出，角质酥融易碎时为止。将煎出的胶液过滤，合并(或加入明矾细粉稍许)静置，滤取清胶液，用文火浓缩(或加入黄酒3%，冰糖5%)至稠膏状，倾入凝胶槽内，俟其自然冷凝，取出，分切为小块，阴干。每块重约4.5克，

【性状鉴别】 呈方块状，长宽各2～3厘米，厚约0.5厘米，表面棕红或棕色，光滑，半透明。有的一端有黄白色多孔性薄层。质坚而脆，易破碎，断面光洁有光泽，对光透视不混浊。气无，味微甜。

【性味功能】 味甘、咸，性温。有补益精血，安胎止血的功能。

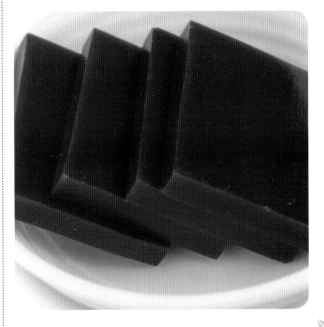

723

【主治用法】 用于肾虚，精血不足，虚劳羸瘦，头晕耳鸣，腰膝酸软，阳痿滑精，宫寒不孕，胎动不安，崩漏带下，吐血，衄血，咯血，阴疽疮疡。内服：开水或黄酒烊化，每次3克，每日9克；或入丸、散、膏剂。

【现代研究】

1. 化学成分 含胶质、磷酸钙、碳酸钙、磷酸镁、氨基酸及氮化物等。

2. 药理作用 补肾阳，益阴血，有较强的止血作用。

【注意】 阴虚阳亢及火热内蕴之出血、咳嗽、疮疡、疟痢者禁服

9 鹿茸

【基 源】 本品为鹿科动物梅花鹿或马鹿雄鹿未骨化密生茸毛的幼角。前者称"梅花茸"，后者称"马鹿茸"。

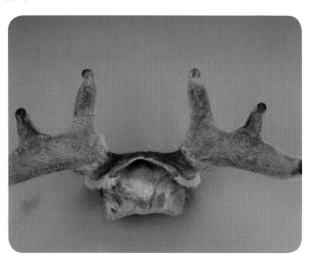

【原动物】 同鹿。

【采收加工】 分锯茸和砍茸两种方法。锯茸，一般从第三年的鹿开始锯茸。二杠茸每年可采收2次，第一次在清明后45～50日（头茬茸），采后50～60日采第二次（二茬茸）；三岔茸则采1次，约在7月下旬。锯时应迅速将茸锯下，伤口敷上止血药。将锯下的鹿茸立即进行烫炸等加工，至积血排尽为度，阴干或烘干。砍茸，将鹿头砍下，再将茸连脑盖骨锯下，刮净残肉，绷紧脑皮，进行烫炸等加工，阴干。

【性状鉴别】

1. 梅花鹿茸 呈圆柱状分枝，具1个分枝者习称二杠，主枝习称大挺，长14～21厘米，锯口直径4～5厘米，

跑银口约1厘米处分出侧枝，习称门庄，长9～15厘米，略细；顶端钝圆而微弯。外皮红棕色或棕色，多光润，密被红黄色或棕黄色的细茸毛，下部毛较疏，分岔间具1条灰黑色筋脉，皮茸紧贴。锯口面白色，有致密的蜂窝状小孔，外围无骨质。体轻。气微腥，味微咸。具2个分枝者，习称三岔，大挺长23～33厘米，直径较二杠细，略呈弓形，微扁，枝端略尖，下部多有纵棱筋及突起疙瘩，皮红黄色，茸毛较疏而粗。二连茸与头连茸相似，但挺长而不圆或下粗而上细，下部有纵校筋。皮灰黄色，毛较粗糙，据目外围往往骨化，质较重，无腥气。

2. 马鹿茸 较粗大，分叉较多，1个侧技者习称单门，2个者习称莲花，3个者习称三岔，4个者习称四岔，或更多。东马鹿茸单门大挺长25～27厘米，直径约3厘米。外皮灰黑色，茸毛青灰色或灰黄色，锯口面外皮较厚，灰黑色，中部密布细孔，质嫩。莲花大挺长可达33厘米，下部有棱筋，锯口面蜂窝状小孔稍大。三岔皮色深，质较老。四岔毛粗而稀，大挺下部具棱筋及疙瘩，分枝顶端多无毛，习称捻头。西马鹿茸大挺多不圆，顶端圆扁不一，长30～100厘米。表面有棱，多抽缩干瘪，分枝较长且弯曲，茸毛粗长，灰色或黑灰色。锯口色较深，常见骨质。气腥臭，味咸。

【炮 制】

鹿茸片：用酒精灯火燎焦茸毛，刮净，以布带扎缠，用热酒从底部徐徐渗入，以灌满润透为度，然后切片、压平、晒干。

鹿茸粉：取干燥的鹿茸片，碾成细末。

【性味功能】 味甘、咸，性温。有壮肾阳，益精血，强筋骨，托疮毒的功能。

【主治用法】 主肾阳虚衰，阳痿滑精，宫冷不孕，虚劳羸瘦，神疲畏寒，眩晕，耳鸣耳聋，腰背酸痛，筋骨痿软，小儿五迟，女子崩漏带下，阴疽。内服：研粉冲服，1～3克；或入丸剂，亦可浸酒服。

【现代研究】

1. 化学成分 梅花鹿的鹿茸含有多种化学成分，其中总氨基酸含量达50.13%，有甘氨酸，赖氨酸，精氨酸，天冬氨酸等17种以上。

2. 药理作用 鹿茸的粉、精、酊均有强壮作用，可使家兔红细胞、血色素增加，使小白鼠体重增加，促进物质代谢，增进食欲。所含的氨基酸对人体有强壮作用。能提高机体的工作能力，减轻疲劳，改善睡眠，促进食欲，

改善营养不良和蛋白质代谢障碍，改善糖酵解和三羧循环的能量代谢。中等剂量的鹿茸精能引起离体心脏活动明显增强，心缩幅度增大，心率加快，对疲劳的心脏恢复更为明显，对节律不齐的离体心脏能使节律恢复正常。大剂量则相反。各种鹿茸制剂具有雄性激素样作用。能促进创伤骨折和溃疡的愈合。能增强肾脏的利尿机能和胃肠道的运动、分泌功能。提高离体子宫的张力和加强其节律性收缩。促进健康人淋巴细胞转化。

【注意】 凡阴虚阳亢者，血分有热，胃火盛或肺有痰热以及外感热病者均禁服。

§ 鹿胎

【基 源】 本品为鹿科动物梅花鹿或马鹿胎兽或胎盘。

【采收加工】 鹿胎有两种：一种是在母鹿妊娠中后期剖腹取胎或流产的胎，包括胎盘及羊水在内，总称水胎；另一种是初生胎未经哺乳或死产的鹿仔前一种介格更高。其加工方法是先将胎用水洗净，剔除胎毛，然后放入锅内加水15公斤用火焙干；另一种方法是先用酒浸2～3天后，再直接用火烤干。干鹿胎可加工成鹿胎粉和鹿胎膏入药。熬制鹿胎膏有的加入其他药材；也有的不加，只单纯用鹿胎熬制。

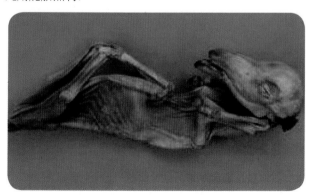

【性状鉴别】 梅花鹿胎，鲜胎呈肾状或束状，大小不一。外面毛被粉色或粉红色较厚的胞衣，有韧性，内含胎鹿及羊水。剥去胎衣，妊娠1个月者，四肢呈乳突状，头部能见到眼和嘴的皱形。妊娠4～5个月者，骨骼形成，体表无毛，但已具鹿外形。妊娠6～8个月者或失水鹿胎（包括新生死鹿），头较大呈卵圆形，嘴尖细小，眼眶较大，眼膜皮凹陷，下唇较长，微露1～2对小白牙（羽称坐骨生牙），身躯瘦短，四肢细长，蹄淡黄色至淡棕色，

脊背皮毛有白色小花斑点。尾短扁圆，干燥后，质坚硬不易折断。气微腥，味微咸。

马鹿胎，与梅花鹿胎相似，唯体形略大，眼眶较小，颈及四肢更长。

【炮 制】 将鹿胎以酥油炙至黄脆，研成细末。

【性味功能】 味甘、咸，性温。有温肾壮阳，补血生精，调经止血的功能。

【主治用法】 有肾阳亏损，精血不足，腰膝酸软，劳瘵，月经不调，宫寒不孕崩漏带下。内服：入丸、散，用量6～15克；鲜品可煮汁熬膏。

【注意】 上焦有痰热，胃中有火者忌。

§ 麝香

【基 源】 本品为鹿科动物林麝、马麝或原麝成熟雄体香囊中的干燥分泌物。

【原动物】

1. 林麝 体长约75厘米，体重约10公斤。毛角较深，深褐色或灰褐色，成体身上一般无显着肉桂黄或土黄点状斑纹。耳背色多为褐色或黑褐色；耳缘、耳端多为黑褐色或棕褐色，耳内白色，眼的下部有两条白色或黄白色毛带延伸至颈和胸部。四枝前面似体肢为足迹和性。成年雄麝有1对上犬齿外露，称为獠牙，腹下有1个能分泌麝香的腺体囊，开口于生殖孔相近的前面。雌麝无腺囊和獠牙。尾短小，掩藏于臀毛中。

2. 马麝 体形较大，体长85～90厘米，体重15公斤左右。全身沙黄褐色或灰褐色，后部棕褐色较强。面、颊、额青灰色，眼上淡黄，眼下黄棕色。耳背端部及周缘黄棕色、耳内周缘、耳基沙黄色或黄棕色。颈背有栗色块斑，上有土黄色或肉桂黄色毛丛形成4～6个斑点排成两行。颈下白色带纹不显，因有棕褐色和白毛混杂而形成黄白区。腹面为土黄色或棕黄色。

3. 原麝 体长85厘米左右，体重12公斤左右。耳长直立，上部圆形，鼻端裸出无毛。雄性上犬齿发达，露出唇外，向后弯曲成獠牙。雌性上犬齿小，不露出唇外。四肢细长，后肢比前肢长，所以臀部比背部高。主蹄狭长，侧蹄长能及地面。尾短隐于臀毛内。雄性脐部与阴囊之间有麝腺，成囊状，即香囊，外部略隆起，香囊外及中骨有二小口，前为麝香囊口，后为尿道口。通体为棕黄褐色、黑褐色等，嘴、面颊灰褐色，两颊有白毛形成的两个白道

725

直连额下。耳背、耳尖棕褐色或黑褐色，耳内白色。从颈下两则各有白毛延至腑下成两条白色宽带纹，颈背、体背有土黄色或肉桂黄色斑点，排成 4～6 纵行。腹面毛色较淡，多为黄白色或黄棕色。四肢内侧呈浅棕灰色，外侧深棕或棕褐色。尾浅棕色。

【生境分布】 栖息于多岩石的针叶林和针、阔混交林中，常独居，多于晨昏活动。食物为松树、冷杉、雪松的嫩枝叶，地衣苔藓，杂草及各种野果等。林麝分布于新疆、西藏、青海、甘肃、宁夏、陕西、山西及湖北、四川、贵州等地。马麝分布于青藏高原、甘肃、云南、四川等地。原麝主要分布于黑龙江、吉林、河北等地。

【采收加工】 野麝多在冬季至次春猎取，猎获后，割取香囊，阴干，习称"毛壳麝香"；剖开香囊，除去囊壳，习称"麝香仁"。家麝直接从其香囊中取出麝香仁，阴干或用干燥器密闭干燥。

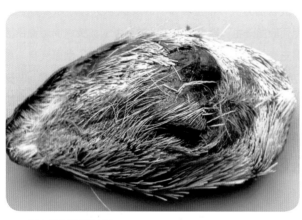

【性状鉴别】

1. 毛壳麝香 为扁圆形或类椭圆形的囊状体，直径 3～7 厘米，厚 2～4 厘米。开口面做突起，皮革质，棕褐色。密生白色或灰棕色短毛，从两侧围绕中心排列，中间有 1 小囊孔，直径 1～3 毫米。另一面为棕褐色略带紫的皮膜，微皱缩，偶显肌肉纤维。质松有弹性，剖开后可见中层皮膜呈棕褐色或灰褐色，半透明，内层皮膜是棕色，内评颗粒状、粉末状的麝香仁和少量细毛及脱落的内层皮膜（习称银皮）。

2. 麝香仁 野生者质柔，油润，疏松；其中颗粒状者习称当门子，呈不规则圆球形或颗粒状，表面多呈紫褐色，油润光亮，微有麻纹，断面深棕色或黄棕色；粉末者多呈棕褐色或黄棕色，并有少量脱落的内层皮膜和细毛。饲养者呈颗粒状、短条状或不规则的团块；表面不平，紫黑色或深棕色，显油性，微有光泽，并有少量毛和脱落的

内层皮膜。气香浓烈而特异，味微辣、微苦带成。

【炮 制】 用温水浸润香囊，割开后除去皮毛内膜杂质，用时取庸香仁研细。

【性味功能】 味辛，性温。有开窍醒神，活血散结，止痛消肿的功能。

【主治用法】 用于热病宰昏，中风痰厥，气郁暴厥，中恶昏迷，血瘀经闭，症瘕积聚，心腹急痛，跌打损伤，痹痛麻木，痈疽恶疮，喉痹，口疮，牙疳，脓耳。内服：入丸、散，用量 0.03～0.1 克，一般不入汤剂。外用：适量，研末掺、调敷或入膏药中敷贴。

【现代研究】

1. 化学成分 林麝麝香，含有麝午酮，麝午吡啶，雄性激素，胆甾醇及胆甾醇酯等；马麝麝香，含胆甾醇和胆甾醇酯等；原麝麝香，主要含有麝香酮，麝香吡啶，羟基麝香吡啶 A，羟基麝香吡啶 B 等大分子环酮。

2. 药理作用 对中枢神经系统的影响：小剂量麝香及麝香酮对中枢神经系统呈兴奋作用，大量则可抑制。可以显著地减轻脑水肿，增强中枢神经系统对缺氧的耐受性，改善脑循环。麝香还具有神经胶质成熟因子样作用。对呼吸、循环系统的影响：本品对离体心脏有兴奋作用。人工及天然麝香酮给麻醉猫静脉注射，均有升压及增加呼吸频率的作用。对子宫的作用：本品对大鼠、家兔及豚鼠离体子宫均呈明显兴奋作用，妊娠子宫又较非妊娠子宫敏感。本品有抗菌、抗炎、抗肿瘤作用。其水溶性蛋白对体液免疫和细胞免疫有增强作用。

【注意】 虚脱证禁用；本品无论内服或外用均能堕胎，故孕妇禁用。

猫

【基 源】 本品为猫科动物家猫的皮、肉、骨等。

【原动物】 家猫，体长约为 50 厘米，重 2～3 公斤。头圆吻短，上唇中央 2 裂，口周列生 20～30 根刚毛。眼较圆，耳竖立，多呈三角形。瞳孔于阳光下缩成线状，黑暗中扩大成圆形。趾端具锐利而弯曲的爪，爪能伸缩。尾较长，但短于体长。全身被软毛，色泽不一，有白、黑、黄、灰色或双色、三色相杂。我国各地饲养的家猫，绝大多数个体全身被有横纹。

【生境分布】 性较驯良,爱清洁,善跳跃及攀援。视、听觉灵敏;喜捕鼠类,好食荤腥之物。全国大部分地区均有饲养。

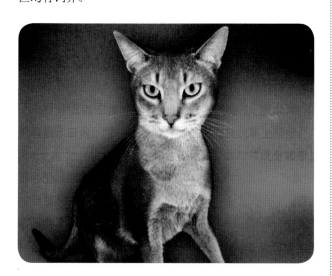

【性味功能】

猫肉:味甘、酸,性温。有补虚劳,祛风湿,解毒散结的功能。

猫皮毛:味涩,性平。有消肿解毒,生肌敛疮的功能。

猫胞:味甘,性温。有和胃止呕的功能。

猫肝:味甘、苦,性平。有杀虫,补虚的功能。

猫骨:有解毒,消肿,杀虫的功能。

【主治用法】

猫肉:用于虚劳体瘦,风湿痹痛,瘰疬恶疮,溃疡,烧烫伤。内服:煮汤,用量125～250克;或浸酒。外用:适量,烧灰研末敷。湿毒内盛者禁服。

猫皮毛:用于瘰疬,疮疡。外用:适量,烧灰调敷。

猫胞:用于噎膈反胃,胃脘疼痛。内服:煮食,适量;或焙干研末冲,每次6～9克。

猫肝:用于痨瘵,咳喘。内服:煮食,适量;或晒干末酒调,每次9～12克。

猫骨:用于瘰疬,水肿,虫积。

6 兔

【基源】 为兔科动物蒙东北兔、华南兔、家兔、蒙古兔及高原兔等全体。

【原动物】

1. 东北兔　体形较大,长44～48厘米,重1.5～2.5公斤。耳较短,向前折不达鼻端。后足略长于前足。尾短。

其毛较粗。头、背部冬毛为浅棕黑色,毛基为黑灰色。夏毛色更深。耳前部棕黑色,后部棕黄色,边缘白色,耳尖黑色。后背部及臀部有较长的黑毛,隐邮斑点。腹部为纯白色秘。四肢为浅棕黄色。属背部黑色,下部污白色。

2. 华南兔　体形较小,体长34～44厘米,重1～1.5公斤。耳长6.5～8.2厘米。尾短,不及后足长之半,长4～5.7厘米。被毛短粗且硬。头部、背部沙黄棕色或棕黑色。毛基淡黑灰色,绒毛毛端棕黄色。长形针毛的亚洲部有一显着的棕色环,毛尖黑色。耳前边缘毛较长,耳尖和后缘的毛较短。颈部有一黄色区域。下体赭黄或淡黄白色。足、尾背部与背色相似。

3. 家兔　个体变异较大。一般头部、耳较野兔为短,后肢亦然。毛色亦有多种变化,通常以纯白色为多,耳尖无黑色。

4. 蒙古兔　体形中等,长约45厘米,尾长约9厘米,体重在2公斤以上。耳甚长,有窄的黑尖,向前折超过鼻端。尾连端毛略等于后足长。全身背部为沙黄色,杂有黑色。头部颜色较深,在鼻部两侧各有一圆形浅色毛圈。眼周围有白色窄环;耳内侧有稀疏的白毛。腹毛纯白色。臀部为沙灰色。颈下及四肢外侧均为浅棕黄色。尾背面中间为黑褐色,两边白色,尾腹面为纯白色。科毛长而蓬松,有细长的白色针毛伸出毛被之外。夏毛色略深,为淡棕色。

5. 高原兔　体形较大,毛长而蓬松。耳长,向前折显着超过鼻端。全身背为暗灰色,毛细长面略带波纹。臀部全为灰色细毛,中央较深而两侧较浅。头部尤其是鼻部中央颜色较深,面颊及眼周色较淡。颈背呈浅灰棕色,颈腹为黄灰色。腹毛纯白色。前肢为极浅的棕黄色,后肢外侧棕色,足背白色。尾背方有一很窄的暗灰色区域,尾两侧为白色,并有灰色毛基。

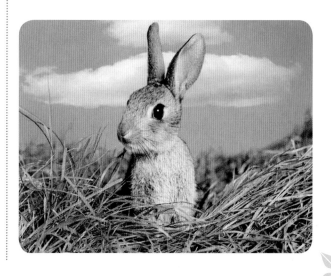

727

1. 东北兔　栖息于海拔 300～900 米的针阔叶混交林、林下灌木与草本植物茂盛之处。一般无固定巢穴，产仔时才有固定住所，白天多居于灌木丛、杂草或树根旁，晚上出来活动觅食。吃树皮、嫩枝及草本植物等。分布于黑龙江、吉林、内蒙古等地。

2. 华南兔　多栖息于山地丘陵的稀树灌丛、杂草丛、墓地或农田附近多利用现存洞穴居住，洞口比较光滑，附近有成堆粪便。昼夜均有活动。以青草、树苗和细嫩枝呀为食，尤喜青苗、豆苗和疏菜。分布于江苏、安徽、浙江、江西、福建、台湾、湖南、广东、广西、四川、贵州等。

3. 家兔　全国大部分地区均有饲养。

4. 蒙古兔　栖息于平原、荒草地、山坡灌丛、丘陵平原、农田和苗圃等地，并因季节不同，食物条件的改变而有所适移。常无固定的洞穴，白天常在较隐蔽的地方挖临时的卧穴。以青草、嫩枝、树皮、蔬菜及谷物、豆类等为食。分布于东北、华北及宁夏、甘肃等地。

5. 高原兔，一般栖息于海拔较高的高山草甸及草原地区。无固定洞穴，白天常在草丛活动，吃植物性食料。分布于甘肃、青海、四川、云南、西藏等地。

【性味功能】

兔肉：味甘，性寒。有健脾补中，凉血解毒的功能。

兔血：味咸，性寒。有凉血活血，解毒的功能。

兔毛皮：味辛，性温。用于活血通利，敛疮止带的功能。

兔头骨：味甘、酸，性平。有平肝清热，解毒疗疮的功能。

兔脑：味甘，性温。有润肤疗疮的功能。

兔肝：味甘、苦、咸，性寒。有养肝明目，清热退翳的功能。

728

【主治用法】

兔肉：用于胃热消渴，反胃吐食，肠热便秘，肠风便血，湿热痹，丹毒。内服煎汤或煮食，用量 50～150 克。

兔血：用于小儿痘疹，产后胎衣不下，心腹气痛。内服：多入丸剂。

兔毛皮：用于产后胞衣不下，小便不利，带下，炙疮不敛，烫伤。内服：烧灰，用量 3～9 克。外用：适量，烧灰涂敷。

兔头骨：用于头痛眩晕，癫疾，产后恶露不下，消渴，小儿疳痢，痈疽恶疮。内服：煎汤，用量 3～6 克；或烧灰入丸、散。外用：适量，烧灰研末敷。

兔脑：用于冻疮，烫火伤，皮肤皲裂。内服：适量，入丸剂。外用：适量，捣敷。

兔肝：用于肝虚眩晕，目暗昏糊，目翳，目痛。内服：煮食，用量 30～60 克；或和药研丸。

狸

【基　源】　本品为猫科动物豹猫肉、骨等。

【原动物】　别名：山狸、抓鸡虎、喷鸡虎、野猫、平头狸、豹狸、斑猫、钱猫。外形似家猫。体长 40～65 厘米，体重 2～3 公斤头圆耳小。尾粗长，长度为 20～40 厘米。体背为浅黄色或灰黄以。从头至肩、背部有明显的 4 条棕黑色纵纹，中间有 2 条直至尾基部。肩及体侧都棕黑色的斑点，腰和臀部的斑点较小，四肢下侧也有小黑斑；尾较粗，有黑色斑点和半环，尾尖端棕色或黑色。生活于北方之个体较生活于南方的大，毛色较浅。

【生境分布】　栖息于丘陵而多树丛之处。荒野灌丛也可见。夜行性生活为主，无固定巢穴。以动物性食物为主，偶食果实，或入山村窃家禽。分布于我国东北、西北、华东、中南及西南等地。

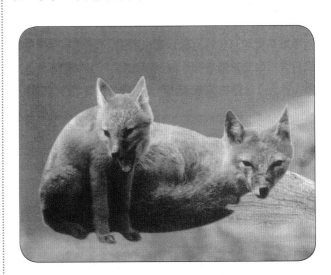

【性味功能】

狸肉：味甘，性温。有益气养血，祛风止血，解毒散结的功能。

狸骨：味辛、甘，性温。有祛风湿，开郁结，解毒杀虫的功能。

【主治用法】

狸肉:用于气血虚弱,皮肤游风,肠风下血,脱肛,痔漏,瘰疬。内服:煮食,适量;或煅存性研末冲,每次6克,每日12克;或入丸、散。

狸骨:用于风湿痹痛,心腹刺痛,噎膈,疳疾,瘰疬,肠风下血,痔瘘,恶疮。内服:研末冲,每次15～30克;或入丸、散;或浸酒。外用:适量,烧灰敷。孕妇禁服。

狐

【基　源】　本品为犬科动物狐狸和南狐的全体。

【原动物】

1. 狐狸　体长约75厘米,重7.5公斤。颜面狭窄,吻尖。四肢短,尾粗长,超过体长的一半,且其毛蓬松,身上有特殊的狐骚味。头部棕灰色,吻端棕黑色,下颌污白色,耳背黑色或棕黑色。背部红棕色,体侧黄褐色,腹部黄白色。四肢棕色或浅褐色,前后肢外侧有一条黑纹。尾色同背部,尾端白色。毛色因个体而有差异。

2. 南狐　体形似狗,中等细长。重7.5公斤左右,外形与上种类似,亦有腭臭。毛色变化较大,通常标准者,其头、躯、尾为赤褐色;深者赤色,浅者黄褐色。个体头部灰棕色;唇、下颏至前胸暗白色;颈、肩、体两侧稍黄色,背部红棕色;腹面白色或黄白色,尾尖白色。前后肢外侧的黑褐色带纹,其宽狭不等。

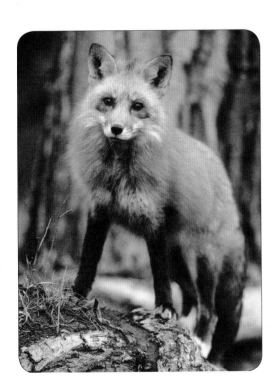

【生境分布】　栖息于森林、丘陵、草原等地。穴居树洞,土穴中常抱尾而睡。和动敏捷,食物杂。分布于浙江、江西、福建、湖北、湖南、广东、广西、四川、云南等地。

【性味功能】

狐心:味甘,性平。有补虚安神,利尿消肿的功能。

狐头:味咸,性平。有补虚去风,散结解毒的功能。

狐肉:味甘、咸,性温。有补虚温中的功能。

狐狸尾:味甘、淡,性平。有清热解毒,散结消肿,利水通淋的功能。

狐胆:味苦,性寒。有开窍,镇惊,清热健胃的功能。

狐狸四足:味甘,性寒。有止血疗痔的功能。

狐肠:味苦,性微寒。有镇痉,止痛,解毒的功能。

【主治用法】　狐心:用于癫狂,水肿,腹水。内服:煮食或煨食,1个。

狐头:用于头晕,瘰疬。内服:浸酒;适量。外用:适量,烧存性研末调敷。

狐肉:用于治水积黄种,疖疮不愈,蛊毒寒热。用量200～350克,炖服。

狐狸尾:用于感冒,小儿肺炎,黄疸,腹痛泻,瘰疬,痈疮肿毒,毒蛇咬伤,砂淋尿血,妇女中劳伤。内服:煎汤,用量15～30克。外用:适量,捣敷。

狐胆:用于昏厥,癫痫,心痛,疟疾,纳呆。内服:干燥研末,用量1.5～3克,或入丸剂。

狐狸四足:用于痔漏下血。内服:入丸、散,适量。

狐肠:用于惊风,心胃气痛,疥疮。内服:煅存性研末,用量3～9克。

獾

【基　源】　本品为鼬科动物狗獾的体脂、肉、骨等。

【原动物】　狗獾,属鼬类中较大种,体长45～55厘米,重10～12公斤。体肥大颈部粗短。鼻端尖,鼻垫与上唇间被毛。耳短眼小,四肢粗短,前后足趾具利爪,尾较短。头部毛短,有3条白色纵纹,在其中隔以两条黑棕色纹。耳背黑棕色,耳缘白色。下颌、喉部黑棕色。体背有长而粗的针毛,整个背部颜色为黑棕色与白色混杂,体侧白色毛居多;腹面、四肢黑棕色,爪棕黑色。尾端为黄白色。

【生境分布】　栖息于森林、山坡的灌丛、田野及湖泊、河流旁边。洞居，昼伏夜出，杂食。分布于东北、华北及陕西、青海、江苏、浙江、福建、广西等地。

【性状鉴别】　獾油：本品呈浅黄色凝固的油膏状，微有香气。

【炮　制】　獾油：取原药材，除去杂质，置热锅内加热，化开，过滤，晾凉。

【性味功能】

獾油：味甘；性平。有补中益气，润肤生肌，解毒消肿的功能。

獾肉：味甘、酸，性平。有补中益气，祛风除湿，杀虫的功能。

獾骨：味辛、酸，性温。

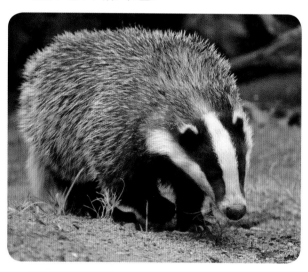

【主治用法】

獾油：用于中气不足，子宫脱垂，贫血，胃溃疡，半身不遂，关节疼痛，皮肤皲裂，痔疮，疳疮，痤癣，白秃，烧烫伤，冻疮。内服：溶化入汤剂，用量 5～15 克。外用：适量，涂擦。脾虚湿阻或湿热内蕴；食欲不振，苔厚黏者慎服。

獾肉：由于小儿疳瘦，风湿性关节炎，腰腿痛，蛔虫症，酒渣鼻。内服：煮食，适量。

獾骨：用于治风湿筋骨疼痛及皮肤湿热发痒。用量 9～15 克，泡酒服。

𝄇 獐

【基　源】　本品为鹿科动物獐的肉、骨等。

【原动物】　獐，小型鹿类，外表比麂大，重约

15 公斤，体长约 1 米，四肢粗壮发达，尾甚短，几被臀部的毛所遮盖。雌雄均无角，雄性獠牙显露，侧扁，向下延伸，突出口外。耳中等大，基部有两条软骨质的脊突，顶端较尖。眼前方有狭袋形的眶下腺。鼠蹊部有一对鼠蹊腺，没有跗腺和脚腺。体毛多棕黄色，浓密粗长。体侧及腰部冬毛长达 40 毫米，呈波形弯曲。幼兽身上有纵行排列的白色斑点。

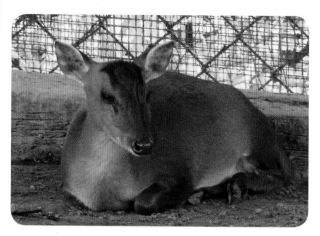

【生境分布】　生活于山地草坡灌丛中，不上高山，喜欢在河岸、湖边等湖湿地或沼泽地的芦苇丛中生活。以植物为食。广泛分布于我国长江流域各省的丘陵河谷地带。

【采收加工】　捕杀后，剔骨取肉，鲜用或干燥。

【性味功能】

獐肉：味甘，性温。有补虚，祛风的功能。

獐髓：味甘、咸，性温。有补虚益精，祛风的功能。

獐骨：味甘，性微温。有补虚损，益精髓的功能。

【主治用法】　獐肉：用于外病虚损，消渴，乳少，口僻，腰腿痹痛。内服：煮食，用量 100～200 克。

獐髓：用于虚劳羸弱，面无光泽，皮肤枯燥。内服：适量，入膏、丸剂。

獐骨：用于虚损腰酸，滑精。内服：煎汤，用量 15～60 克；或浸酒。

𝄇 狼

【基　源】　本品为犬科动物狼的肉及脂肪。

【原动物】　狼，体长 1～1.6 米，体重 30～40 公斤。吻略尖，犬齿与白齿均发达。耳直竖。躯体强壮，四肢有力。必较短而不弯曲，毛蓬松。个体毛色有棕灰、淡黄、灰白等色，一般背中央色调较深。腹部、

四肢内侧均呈乳白色或略带棕色，尾色同体背，尖端黑色。少有全白、全黑的个体类型。

【生境分布】 栖息于山地、森林、丘陵、平原、荒漠、冻土草原等地带。嗅觉敏锐，善奔跑；性残忍，机警多疑。以中小型兽类为食。除海南、台湾、云南极南缘之外，几布全国。

【性味功能】 狼肉：味咸，性热。有补五脏，厚肠胃，填精髓，御风寒的功能。

狼油：味甘、咸，性温。有祛风补虚，润肤泽皱的功能。

【主治用法】 狼肉：用于虚劳，冷积腹痛，风湿痹痛。内服：煮食，适量。

狼油：用于风痹疼痛，肺痨咳嗽，老年性慢性支气管炎，皮肤皲裂，秃疮。内服：熬油，用量 10～15 克；外用：适量，熬油涂搽。

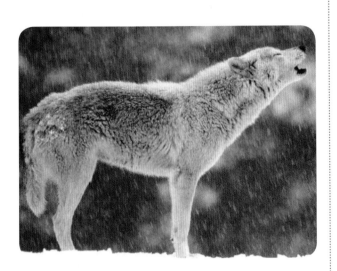

【应　用】

1. 肺痨：狼油 120 克，黄瓜子 60 克。用狼油拌炒黄瓜子，待油尽为止，将焦干的黄瓜子研成粉末。每次 6 克，日服 2 次。

2. 年老气喘咳嗽：每早晚各服狼油一汤匙。

3. 秃疮：狼油适量，每日用药棉蘸之搽患处。

注：国家保护动物，严禁捕猎。

豺

【基　源】 本品为犬科动物豺的肉、皮。

【原动物】 豺，形似狼而短小，头部较宽而吻较短，体重 15～20 公斤，体长 85～130 厘米。四肢较短，

尾长略小于体长之半。耳端圆钝。乳头 6～7 对。尾毛较长。通常全身毛红棕色，或近灰棕色而杂以黑毛。头部、颈部、肩部及背部色调较重，并杂有黑色毛尖的针毛，腹面呈浅灰色、棕色或棕白色，口角部位及喉部也近于棕白色。四肢前面深棕褐色，内侧白以或淡灰色。尾端几近黑色，形成黑尾尖。夏季毛短而色深，红棕色尤显深重。

【生境分布】 栖息于山地、丘陵、森林等处。而热耐寒，群居性，具猎食中型兽类之特性。分布于黑龙江、吉林、河北、新疆、江苏、福建、广西、四川、云南、西藏等地。

【性味功能】

豺肉：味甘、酸，性温。有补虚消积，散瘀消肿的功能。

豺皮：味苦，性平。有消积，解毒，止痛，定惊的功能。

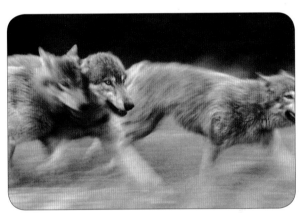

【主治用法】

豺肉：用于虚劳体弱，食积，跌打瘀肿，痔瘘。内服：煮食，适量。《食疗本草》：损人神情，消人脂肉。

豺皮：用于疳痢，䘌齿，脚气，冷痹，小儿夜啼。内服：煮汁，或烧存性酒调，适量。外用：适量，烧存性敷。

水獭

【基　源】 本品为鼬科动物水獭、江獭、或小爪水獭的全体。

【原动物】 别名：水狗。

1. 水獭　属半水栖生活的动物。体细长呈圆筒状，长 60～80 厘米，体重 2～7.5 公斤；雄较雌大。头部宽

731

而稍扁，吻端短粗，须粗硬，鼻垫小，眼小，耳小而圆。四肢粗短，趾间具蹼。爪短、侧扁而尖锐；下额中央有数根短的硬须；在前肢腕垫后面有较短的刚毛数根。尾长，超过体长之半。全身毛短而密，有光泽。上唇白色，颊两侧及颈下为污白色。腹毛较长呈栗棕色，余者毛色为棕褐色或咖啡色。

2. 江獭　外形与普通水獭相似，但体形较大，体重可达 15 公斤以上。头大，耳短小而圆，鼻垫裸露的上缘与毛区的交界处，除中央稍凸外，几乎有一直线。四肢指（趾）爪，比小爪水獭略大。尾长约为体长之半，尾形甚扁阔，末端尾毛甚短。体毛短呈浅黑褐色，两颊、颈侧和颏喉部针毛白色或灰白色，绒毛浅灰褐色。四肢毛色稍显棕黄色。

3. 小爪水獭　体形扁而显和。体重一般不超过 3 公斤。鼻垫上缘与毛区交界处一直线横过；脸部触须与水獭无异唯下颌的正前方和两侧有几根短刚毛；爪极小，趾垫甚发达。牙齿特征与水獭相似，但缺第 1 上前白齿，下颌门齿横列整齐。全身被咖啡色毛，毛尖显白色，具光泽。

【生境分布】　水獭主要生活于河流和湖泊一带，尤其喜欢生活在两岸林木繁茂的溪河地带。大面积的沼泽地、低洼水地以及池塘，养鱼较多的山区也常有水獭活动。栖居于沿海咸、淡水交界地区的水獭，还常常到海中捕鱼。因此，靠近海岸的一些小岛屿也有水獭分布。在我国广泛分于各省和自治区。

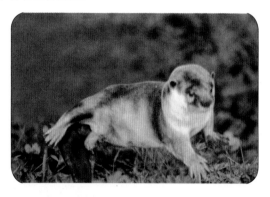

【性味功能】　獭肉：味甘、咸，性寒。有益阴清热，和血通经，利水通便的功能。

水獭肝：味甘，性温；有小毒。有补肝肾，止咳的功能。

獭四足：味甘，性平。有润肤，杀虫的功能。

獭骨：味咸，性平。有消骨鲠，止呕吐的功能。

獭胆：味苦，性寒。有明目退翳，清热解毒的功能。

獭皮毛：味苦，性凉。有水利，解毒，止血的功能。

【主治用法】　獭肉：主治虚劳骨蒸，水肿胀满，二便秘涩，妇女经闭等疾病。内服：煎汤，适量；或炙干入散剂。外用：适量，煅存性研末敷。

水獭肝：用于肺结核咳嗽，气喘，盗汗，夜盲。用量 3～6 克，焙干研粉服。

獭四足：可用于手足皮皲裂和食鱼骨鲠的治疗。内服：煎汤，用量 9～12 克；或研末酒调，用量 3～6 克。外用：适量，研末调搽。

獭骨：治呕吐不止和食鱼骨鲠。内服：煎汤，用量 10～20 克；或入丸、散。外用：适量，研末调敷。

獭胆：可用于眼翳黑花，视物不明，结核瘰疬等疾病的治疗。内服：煎汤，用量 3～6 克；或入丸、散。外用：适量，鲜汁或研末点眼，或涂敷。

獭皮毛：能治疗水阴病。内服：煎汤，用量 6～15 克；或烧灰研末，用量 3～6 克。外用：适量，烧灰撒。

【应　用】

1. 虚劳咳嗽：用水獭肝烧灰，酒送服。

2. 肠痔出血：用水獭肝烧为末，每服一钱，水送下。

3. 下血不止：用不獭肝一具煮熟，加五味吃下。

§ 海狗肾

【基　源】　本品为脊椎动物哺乳纲、鳍脚目、海豹科动物腽肭兽的干燥阴茎及睾丸。分布于加拿大、夏威夷群岛等地。国产海狗肾为海豹科动物海豹（又名斑海豹、海狗）的干燥阴茎及睾丸。

【原动物】　别名：腽肭脐。

1. 海狗　体肥壮，形圆而长，至后部渐收削。雄兽身长达 2.5 米，雌者身长仅及其半。头略圆，颧骨高，眼大，耳壳甚小，口吻短，旁有长须。四肢均 5 趾，趾间有蹼，形成鳍足，尾甚短小。体深灰褐色，腹部黄褐色。生活于寒带或温带海洋中，常随适当的水温而洄游。食物以鱼类和乌贼类为主。

2. 海豹　体肥壮，略呈纺锤形。身长 1.3～1.5 米。头圆，眼 1 对，大而圆，无耳壳，口须长，颊须刚硬，鼻孔和两耳均有瓣膜，可自由启闭。颈短。前后肢均具 5 趾，趾端有爪，趾间有蹼，形成鳍足；前肢较小，后肢大，后鳍足呈扇形。与尾相连，不能向前转动。尾短小，夹于后肢之间。体色随年龄而异，成体背部灰黄色或苍灰色，带有许多棕黑色或灰黑色的斑点；体腹面乳黄色，下颌白色少斑。幼仔皆被白色毛。生活于寒带或温带的海洋中，睡眠、交配和产仔时上陆地。

【生境分布】 海豹喜晒日光，多集于岩礁和冰雪上。产于我国渤海及黄海沿岸，如辽宁的锦西、兴城、盘县、旅大及欧洲大西洋和北太平洋沿岸。

【采收加工】 海狗四季可捕，尤以夏季更盛。捕得壮兽，将前足高吊。用利刀将阴茎与睾丸全部割下，除去附着的肉与油，洗净后，拉直阴茎，在通风处阴干，不可日晒。海豹在春季沿海冰块开裂时捕足雄兽，割取外生殖器，阴干。

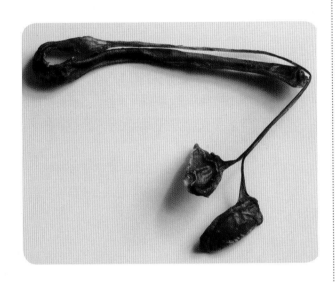

【性状鉴别】 海狗肾来源不一，药材商品复杂，一般所用进口海狗肾为干燥的阴茎和睾丸。阴茎呈圆柱形，先端较细，长28～32厘米，干缩，有不规则的纵沟及凹槽，有一条纵向的筋。外表黄棕色或黄色，杂有褐色斑块。后端有一长圆形、干瘪的囊状物，约4厘米×3厘米，或有黄褐色毛。睾丸2枚，扁长圆形，棕褐色，半透明，各有1条细长的输精管与阴茎末端相连。输精管黄色，半透明，通常绕在阴茎上。副睾皱缩，附在睾丸的一侧，乳黄色。以形粗长、质油润、半透明、无腥臭者为佳。

【性味功能】 味咸，性热。有暖肾壮阳，益精补髓的功能。

【主治用法】 用于虚祛寒，阳痿遗精，早泄，腰膝痿软，心腹疼痛。内服：煎汤，用量3～9克；或研末；或浸酒。

【应　用】

1. 阳痿精冷，精少不育：与鹿茸、人参、附子等药同用，以增强壮阳散寒，暖肾益精之效，如腽肭脐丸。

2. 精少不育之症：与紫河车、鹿茸、人参同用。

3. 肾阳衰微，心腹冷痛：与甘松、吴茱萸、高良姜等同用，共收补阳散寒之功，如腽肭脐散。

【注意】 本品壮阳作用极强，故阴虚阳盛、阳事易举、骨蒸劳嗽忌用。

9 鼠

【基　源】 本品为鼠科动物褐家鼠、黄胸鼠等的全体或肉。

【原动物】 别名：首鼠、老鼠、家鹿。

1. 褐家鼠 体长15～22厘米，体重72～290克。耳短而厚，前折不能遮眼。尾明显短于体长，前足4趾，后足5趾，均具爪，后足长3.5～4厘米。雌性乳数6对。被毛粗糙，背部棕褐色或灰褐色，杂有许多黑长毛，毛基深灰色，毛尖棕色。腹面苍灰色，略带一此致乳黄色。足背苍白色。尾毛两色，上面黑褐色，下面灰白色。尾部鳞片组成的环节明显，鳞片的基部和有白色和褐色的细毛。

2. 黄胸鼠 体长13.5～18厘米，体重74～134克。尾细且超过体长。体形较褐家鼠细长，耳壳溥而长，向前折可盖住眼。前、后足细长，分别为4趾和5趾，均具爪。乳头胸部2对，鼠蹊部3对，个别6对，即在腹部增加1对。背毛棕褐色，毛基深灰。腹毛灰黄色，毛基浅灰色，在胸部毛色更黄，有时具一块白斑。前足背的中央毛灰褐色，四周灰白色，而后足背为白色。尾上下全为暗褐色。

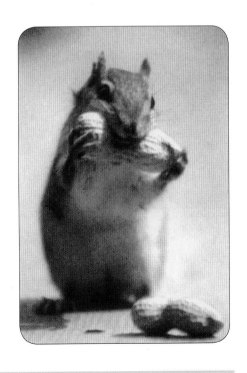

 733

【生境分布】

1. 褐家鼠　栖息于住宅、阴沟、草堆、田埂、作物地及河溪堤岸等处。杂食性。好啃咬衣物、家具和雏禽。活动多在夜间，以午夜最活跃。分布几遍全国。

2. 黄胸鼠　栖息于屋内，也活动于野外的农田。当作物成熟时，吸时则迁至田间。杂食必，几食一切物品。分布于长江流域以南各地。

【采收加工】　全年均可捕捉，剥皮剖腹，除去内脏，鲜用或风干。

【性味功能】　性热；无毒。有补虚消痹，解毒疗疮的功能。

【主治用法】　用于虚劳赢瘦，小儿疳积，烧烫伤，外伤出血，冻疮，跌打损伤。内服：煮食或炙食，1～2只；或入散剂。外用：1只，熬膏涂；或烧存性研末敷。

【应　　用】

1. 水臌石水，腹胀身肿：肥鼠1只。剥皮细切，煮粥，空心吃之。

2. 小儿瘰瘕：煮老鼠肉汁，煮粥与食。

3. 汤火伤疮：小老鼠泥包烧研，菜油调涂之。初生小鼠，香油浸腐化，取涂。

4. 冻疮及折破疮：取腊月鼠1只。油1升，煎之使烂，绞去滓，重煎成膏，涂。

5. 止血，敷金疮出血：取无毛小鼠和石灰捣烂，作丸晒干，用时研末掺出血处。

§ 松鼠

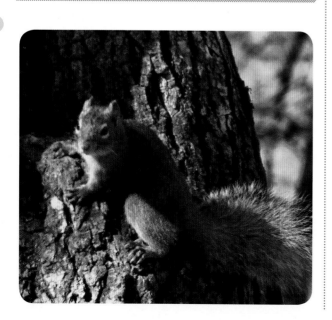

【基　　源】　本品为松鼠科动物松鼠的全体。

【原动物】　体长18～26厘米，尾长而蓬松，超过体长之半。体形细长，前肢比后肢短，前足掌裸露，后足跖被毛，爪锐利，成钩状。耳端具黑色簇毛，冬毛尤为显著．背部、体侧、四肢外侧和肩部，冬毛为灰色或灰褐色，夏毛为黑褐色，颈下和腹部均为白色。毛色地理差异明显，北部偏灰，南部较黑。

【生境分布】　栖于亚寒带针叶林或针、阔混交林中，居于树洞中或筑巢于树上。以松子或其他的核果、蘑菇、嫩枝、幼芽等为食，有时也食昆虫。每年繁殖1～2次，每胎产4～6仔。每年换毛2次。分布东北及内蒙古、新疆、河北、山西、河南等地。

【性味功能】　味甘、咸，性平。有杀痹，治痿，消瓜果积的功能。

【主治用法】　用于妇女月经不调，痛经，肺结核，胸膜炎，疳积，痔痿。内服：焙焦研末，5～10克。外用：适量，焙焦研末，撒布。

【应　　用】

1. 肺结核、肋膜炎、妇人月经痛：松鼠（黑烧）1.8～9克。1日3次分服。

2. 痔疾：以松鼠黑烧粉末撒布之。

§ 鼹鼠

【基　　源】　本品为鼹鼠科动物长吻鼹、白尾鼹、缺齿鼹、麝鼹、华南缺齿鼹等除去内脏的全体。

【原动物】

1. 长吻鼹　体长约11厘米，体重30克左右。比白尾鼹多1枚上前臼齿（每侧上颌具4枚上前臼齿）。体形粗圆。吻尖而向前突出，吻端裸露无毛。吻背中央具有凹槽。眼小。外耳隐于被毛之中四肢粗短。前足掌部异常宽大并向外翻折。爪较白尾鼹更为粗短强壮，中指爪一般短于5毫米，尾短，短于或等于后足长，呈球棒状，尾末端粗圆浑厚。毛被短而细密，略具丝光光泽。通体巧克力褐色或暗褐色。下体略比上体浅淡，显灰色。尾毛暗褐色，绝无白色。

2. 白尾鼹　体长8～11厘米，体重20～40克。体呈圆筒形。吻部削尖并向前突出，吻背中央具沟槽，眼极小。外耳退化，颈短。前肢粗短，掌部特别扩大而宽扁，掌心向外翻折，带有强壮的铲状爪。后足较前足细弱，尾

734

短，略长于后足，球棒状，基部短细。毛被柔软、细密，呈天鹅绒状。有丝光光泽。通体黑褐色或黑灰色，唯吻、尾部和前肢下部毛浅灰色或黄白色，足和尾的皮肤肉黄色。

3. 缺齿鼹 体形较大，呈长圆筒形，体长 17 ～ 22 厘米，体重达 200 克左右。尾长约 2 厘米。头吻部尖而长，鼻部尖而长，鼻部延伸，突出于嘴前。眼小，耳隐于毛中。前肢短粗，掌宽扁，具强大的爪，掌心向外翻折。后肢细，不发达。四足裸露，尾粗短。头及背部毛为深褐色而略带灰色。下颌、颈部、前胸、腹部呈灰棕色，腹部中央有一道较宽的金黄色纹，但有个体差异。

4. 麝鼹 体形与缺齿鼹相似，但身体较小，体长 10 ～ 13 厘米。体重 40 ～ 100 克。吻部细长，无外耳壳，眼退化，足背上仅有细短的毛，几近裸露。尾细而短，被有稀疏的短毛，身体背面灰棕色，带丝状光泽。腹面毛色稍浅为棕灰色。

5. 华南缺齿鼹 最小的一种缺齿鼹。大小、形态与白尾鼹相似，但缺乏下犬齿。体长约 10 厘米，体重约 40 克。裸露吻部较白尾鼹更为尖长。眼、耳均极退化。尾略长于后足，并被稀疏的长毛。足背、吻鼻的稀毛甚短。躯体其余部分的毛被柔软、细密，呈天鹅绒状。体背茶褐色或棕褐色。下体比体背多灰黑色，颏、喉和胸灰色较多。

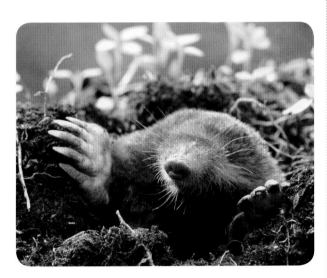

【生境分布】

1. 长吻鼹 多栖于海拔 1500 米以下的山间盆地、河谷地、丘陵缓坡的常绿阔叶林、稀疏灌丛林、农耕地和菜园地附近。营地下洞穴生活，主要以地下昆虫及其幼虫为食。分布于四川、云南等地。

2. 白尾鼹 本种为热带性种。栖居于海拔 1000 米以下的热带性沟谷地、疏林草坡、次生灌丛、旱地、抛荒和菜园地附近。营地下生活，以昆虫、蚯蚓、蠕虫等小型虫类为食。布于四川云南等地。

3. 缺齿鼹 栖息于森林草原地带。营地下生活。分布于吉林、辽宁、黑龙江等地。

4. 麝鼹 营地下生活，为我国特产的一种鼹鼠。广泛分布于华北及陕西、甘肃、山东等地。

5. 华南缺齿鼹 主要栖居于丘陵地、灌丛、农耕地中。营地下生活。分布于我国东部及长法流域以南地区，包括江苏、安徽、浙江、江西、福建、广东、广西和贵州等地。

【采收加工】 四季均可捕捉，捕杀后，剖腹，去除内脏，鲜用或置瓦上焙干。

【性味功能】 味咸，性寒。有解毒，杀虫的功能。

【主治用法】 用于痈疽疗毒，痔瘘，淋病，蛔虫病。内服：烧存性，研末，用量 2 ～ 4 克；或煮食。外用：适量，烧存性，研末，调涂。

【应　　用】

1. 疗肿恶疮：鼹鼠 1 只。烧焦研面，取醋 100 克煎至 50 克，再加入适量的鼹鼠粉末，搅成膏状贴患处，用香油调涂亦可。

2. 胃癌：鼹鼠 1 只，用瓦焙成焦黄色，研成粉末。每次 1.5 克，黄酒冲服，日服 1 次。

6 鼬鼠

【基　　源】 本品为鼬科动物黄鼬的肉。

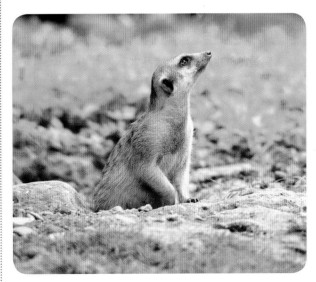

【原动物】 别名：黄鼬、黄鼠狼、鼪鼠、地猴、鬚鼠。体细长，雄性体长25～40厘米，体重1公斤左右。雌体为雄体的2/3。头略圆，唇有须，耳小而横宽。颈部长，四肢短，前后足5趾，爪尖锐，足部毛长而硬。尾长，约为体长的一半，尾毛蓬松，肛门附近具有1对分泌腺。遇敌时能放出臭气以自卫。吻端、眼周、两眼之间为棕褐色，额部为浅棕色。鼻端周围、口角、唇均为白色。全身棕黄色或橙黄色，腹面颜色较淡。四足颜色较暗。夏毛色较深，常显暗棕褐色或褐色；冬毛颜色浅而带光泽。偶见白化的个体。

【生境分布】 栖息于河谷、沟沿、土坡、小草丘及灌丛中昼伏夜出，以动物为食。我国除宁夏、青海、新疆外，其余各地均有分布。

【采收加工】 捕捉后杀死，去皮毛及肠杂，取肉，鲜用或烘干。

【性味功能】 味甘，性温。有解毒，杀虫，通淋，升高血小板的功能。

【主治用法】 用于淋巴结结核，疥癣，疮瘘，淋证，血小板减少性紫癜。内服：烧存性研末，用量1.5～3克。外用：适量，煎油涂；或烧灰研末撒。

【应　用】

淋病：鼬鼠全身黑烧粉末，与等量之锌白皮细末混合，每次约服一匙许，开水送。

𓃵 竹鼠

【基　源】 本品为竹鼠科动物竹鼠的肉。

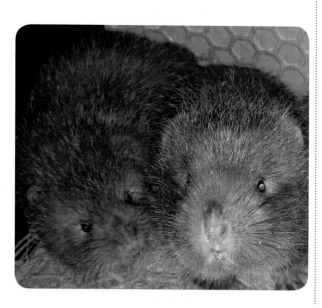

【原动物】 竹鼠，体形粗壮，呈圆筒形。成兽体长一般小于38厘米，尾长6～7厘米，体重500～800克。头部钝圆，吻较大，眼小，耳隐于毛内。四肢短粗，爪强而锐利。尾上下均被有稀毛，成兽背部及两侧棕灰色并具光泽，毛基灰色，无白尖的针毛。吻侧毛色较浅。体腹面毛较稀，色浅。幼兽毛色较深，周身均为黑灰色。

【生境分布】 栖息于山坡竹林的洞穴中营地下生活夜晚活动，喜食竹子的地下茎，也吃竹笋及其他植物的果实和种子。分布于陕西、甘肃、福建、湖北、广东、广西、四川、云南等地。

【采收加工】 秋末冬初捕捉，捕后杀死，剥去外皮，剔除骨骼、内脏，取肉，鲜用。

【性味功能】 味甘，性平。有益气养阴，清热止渴的功能。

【主治用法】 用于痨肺发热，胃热消渴。内服：煮食，1只；或作散剂。

𓃵 猬

【基　源】 本品为刺猬科动物刺猬、达乌尔猬或大耳猬的皮、肉等。

【原动物】 别名：刺猬或短刺猬。

1. 刺猬　体形较大，体长约22厘米，尾长约2厘米。头宽，吻尖。耳短，不超过其周围之棘长。足及爪较长。身体背面被粗而硬的棘刺，头顶部之棘略向两侧分列。棘之颜色可分二类：一类纯白色，或尖端略染棕色；另一类棘之基部白色或土黄色，其上为棕色，再上段复为白色，尖梢呈棕色。整个体背呈土棕色。脸部、体侧和腹面以及四肢的毛为灰白或浅灰黄色。四足浅棕色。头骨之额关节窝后突甚小，显然低于颞乳突之高。栖息于平原、丘陵或山地的灌木丛中，也见于市郊、村落附近。昼伏夜出，冬眠期长达半年。遇敌则蜷缩成一刺球。食物以昆虫及其幼虫为主，也食幼鸟、鸟卵、蛙、蜥蜴，以及瓜果、蔬菜等。

2. 短刺猬　外形同刺猬而略小。耳甚大，长于周围棘刺。棘由耳基前端稍后方起始，向后经背至尾部以上。头顶部棘不向两侧分列。棘较细而短，有棕褐色与白色相间，整个背部呈浅褐色。全身无白色之棘。腹毛土黄色。额关节窝后突与颞乳突等高，二者连成半圆形的管状。栖息于北方草原地带，低洼地方较多。也有冬眠习惯。食昆虫、小鼠或蛙等小动物。

【生境分布】 刺猬栖息于平原、丘陵或山地的灌木丛中，也见于市郊、村落附近。短刺猬栖息于北方草原地带，低洼地方较多。分布于河北、江苏、山东、河南、陕西、甘肃、内蒙古、浙江、安徽、吉林、湖北、湖南等地。

【采收加工】 四季均可捕捉，捕得后用刀纵剖腹部、剥皮，将其翻开，撒上一层石灰，于通风处阴干。

【性味功能】

刺猬肉：味甘，性平。有降逆和胃，生肌敛疮的功能。

刺猬皮：味苦、涩、性平。有固精缩尿，收涩止血，化瘀止痛的功能。

刺猬心肝：味甘，性平。有解毒疗疮的功能。

【主治用法】

刺猬肉：用于反胃，胃痛，食少，痔瘘。内服：炙食或煮食，用量 0.5～1 只。

刺猬皮：用于遗精遗尿，痔疮出血，脱肛，胃脘疼痛。煎汤，用量 3～6 克。孕妇忌用。

刺猬心肝：用于瘰疬，恶疮，诸瘘。内服：烧灰酒送下，用量 3 克。

【应 用】

1. 遗精滑精，遗尿尿频：可单用炒炙研末服；或配伍龙骨、益智仁、金樱子等药同用。

2. 肠风：与木贼同用，如猬皮散。

3. 痔漏：与槐角同用，如猬皮丸。

4. 胃痛，呕吐：可单用焙干研末黄酒送服；或与香附、延胡索等同用。

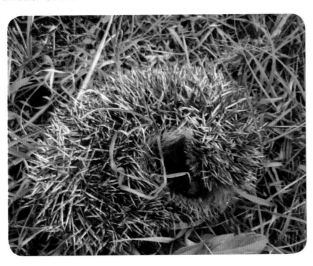

獼猴

【基 源】 本品为猴科动物獼猴和短尾猴肉、骨。

【原 动 物】

1. 獼猴 体形瘦小，头顶无漩毛，肩毛短而尾较长，约为之半。颊部有颊囊，具 5 趾（指），有扁平的指甲，臀胝发达，呈红色，雌体更红。体色为呈棕灰色或棕黄色，色泽因地区、年龄不同而有异背部后半部毛呈橙黄色而有光泽；腹面淡灰色，后肢上部亦有橙色的光泽。

2. 短尾猴 体形较獼猴大，大者可重达 15 公斤。四肢等长，尾很短，仅 6 厘米左右。壮年时颜面红色，小猴随性成熟而变红，老年后褪去红色变为紫色或青黑色；头顶之毛较长，由正中向两侧分开，是与獼猴的主要区别点。

【生境分布】

1. 獼猴 栖息于石山、树林、裸岩等环境。营集群生活。分布于广东、海南、广西等地和长江流域大部，青藏高原及山西、河南、河北等地亦有零星分布。

2. 短尾猴 生活于热带、亚热带地区，栖息环境与獼猴相似。群居。余皆与獼猴相似。分布于西南及江西、福建、湖南、广东、广西、西藏等地。

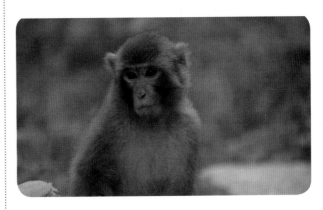

【性味功能】

獼猴肉：味酸，性平。有祛风除湿，补肾健脾的功能。

獼猴骨：性平，味酸，无毒。有祛风湿，通经络的功能。

【主治用法】

獼猴肉：用于风湿骨痛，神经衰弱，阳痿遗精，小儿疳积，便血。内服：蒸食，100～200 克；或烘烤成肉干。

獼猴骨：用于风寒湿痹，四肢麻木，关节疼痛。内服：煎汤，1～2 钱，浸酒或入丸、散。

【应 用】

疟疾进退不定：猢狲头骨 1 枚（烧灰）。细研为散。空腹以温酒调 3 克服，临发时再服。

注：国家保护动物，严禁捕猎。

737

☙ 人中黄

【基　　源】　本品为甘草末置竹币筒内，于人粪坑中浸渍一定时间后的制成品。

【原 植 物】　同甘草。别名：甘草黄、甘中黄。

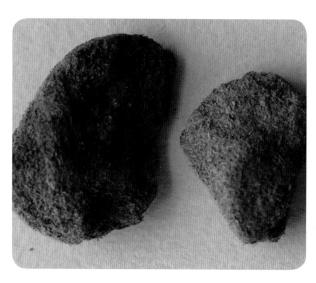

【性状鉴别】　本品完整者呈圆柱形，外表及断面均呈暗黄色，较粗糙，可见甘草纤维纵横交错聚集，质紧密略坚硬，表面易剥落。有特殊气味。

【炮　　制】　取原药材，除去杂质。

【饮片性状】　呈不规则的小块状，完整者呈圆柱形的段。外表面暗黄色，显粗糙而紧密，有的有灰黄色笔衣膜残留，易剥落。断面可见到甘草纤维，纵横交织，相互凝聚。质紧密略坚硬硬。具特殊气味。贮干燥容器内，密闭，置通风干燥处，防霉。

【性味功能】　味甘、咸，性寒。有清热凉血，泻火解毒的功。

【主治用法】　用于天行热病，温病发斑，大热烦渴，痘疮血热，丹毒，疮痈。内服：煎汤（布包）用量6～10克；或入丸、散。

【应　　用】

1. 辟瘟：人中黄不拘多少，饭为丸，绿豆大，下15丸。

2. 治大热发渴：人中黄兑白糖开水服。

3. 治瘟疫热盛：人中黄。黄连。石膏煎服。

4. 治呕血吐痰，心烦骨蒸者：人中黄为末，每服9克，茜根汁、竹沥、姜汁和匀服之。

5. 治河豚、菌毒及一切恶疮：人中黄、酒大黄，末，等分。无灰酒服，须臾泻利，毒即随出，虽大渴，不可饮水。

【注意】　非实热性热病者禁用。

☙ 人尿

【基　　源】　本品为人科健康人之小便，去头尾，用中间段。一般以10岁以下健康儿童小便为佳，称童便。别名：溲、小便、人溺、轮回酒、还元汤。

【采收加工】　取健康人的小便，去头尾，用中间一段，一般以10岁以下儿童的小便为佳，名为童便。

【性状鉴别】　本品为淡黄色溶液。有尿臭，味咸。

【性味功能】　味咸，性寒。有滋阴降火，止血散瘀的功能。

【主治用法】　用于虚劳咳血，骨蒸发热，吐血，衄血，产后血晕，跌打损伤，血瘀作痛。内服：取新鲜者温饮，用量30～50毫升；或和入汤剂。

【现代研究】

1. 化学成分　人尿成分复杂而多变，成分的种类及多少，常受饮食及排尿时间的影响。尿中主要成分有尿素及氯化钠、钾、磷酸等。尿素是蛋白质的代谢终产物，尿中含量随摄食蛋白质量的多少而转移，在普通情况下，尿中尿素浓度为1.5%～3%。尿中次多的成分有硫酸（无机的）、尿酸、肌肝、氨、马尿酸等。其它量虽少而常有的成分，有酚、草酸、尿蓝母、钙、镁等。此外，尿中尚含微量的维生素，如B1、B2、B6、C及叶酸等。

2. 药理作用　有止血、调节免疫功能作用。

【注意】　脾胃虚寒及阳虚无火者禁服。

ᠪ 指甲

【基　源】　本品为人科健康人剪下来的指甲。

【性状鉴别】　本品呈不规则的月牙状，大小、宽窄不等。表面黄白色中牙白色，半透明，光滑。有细纵纹。角质，坚硬而韧，富弹性，难折断。气微，味甘、咸。

【炮　制】　用碱水或皂角水洗净，晒干。或再和滑石粉入锅内同炒至指甲黄色鼓起为度，取出筛去滑石粉，放凉，碾粉用。

【性味功能】　味甘、咸，性平。有止血，利尿，去翳的功能。

【主治用法】　用于鼻衄，尿血，咽喉肿痛，小便不利，目生翳障，中耳炎。内服：入丸、散，用量1～2克；外用：适量，研末，点眼、搐鼻或吹耳。

【应　用】

1. 用于治疗鸡爪风：此病近似于现代医学所称之手足搐搦症，多由于血钙降低所致，以产后哺乳妇女或婴儿为常见。可取人指甲6克，洗净阴干，瓦上焙烤，以不焦枯存性为度，研细末，黄酒100克送服，必要时可再服1次。

2. 少小腹胀满：烧指甲灰，乳头上饮之。

3. 慢性化脓性中耳炎：人指甲（煅存性）、冰片少许，共研细粉，用时先将耳道洁净，后吹药粉。

ᠪ 血余炭

【基　源】　本品为人头发制成的炭化物。

【采收加工】　收集人发，除去杂质，洗净晒干，焖煅成炭，晾凉。

【性状鉴别】　本品呈不规则块状，乌黑光亮，有多数细孔。体轻，质脆。用火烧之有焦发气，味苦。

【性味功能】　味苦、涩，性平。有收敛止血，化

瘀利尿的功能。

【主治用法】　用于血淋，崩漏，喀血，便血，小便不通。内服，煎汤，用量5～9克，研末服，每次1.5～3克。外用适量，研末撒或调敷。

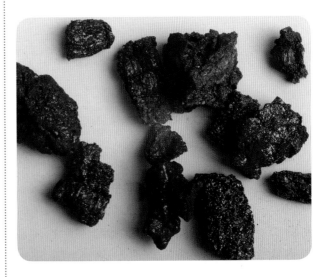

【应　用】

1. 出血证：既可内服，也可外用。如《梅师集验方》治鼻衄，《中藏经》治齿衄，《证治要诀》治肌衄等，皆以本品外用。

2. 咳血、吐血：常与三七、花蕊石同用，如化血丹。

3. 血淋：以之配蒲黄、甘草、生地、赤茯苓等同用，水煎服。

4. 便血：与槐花、地榆等同用，如三灰散。

5. 崩漏：可单用本品，与酒和服。

6. 小便不利：常与滑石、白鱼同用，如滑石白鱼散。

【注意】　胃虚者用之，多有吐泻之弊。

ᠪ 紫河车

【基　源】　本品为健康产妇的干燥胎盘。别名：人胞、胎盘、胎衣。

【采收加工】　将健康产妇娩出的新鲜胎盘剪去脐带、羊膜，洗净附着的血液，反复浸漂；置砂锅内煮至漂浮水面为度；撑开烘干，或研制为粉。

【性状鉴别】　本品呈不规则蝶状半圆形或椭圆形，直径9～16厘米，厚约1厘米。黄白色或黄棕色。近子宫面粗糙，凹凸不平，有纵横交错深浅不一的沟纹，可见无色膜衣；近胎儿面较平滑，中央或一侧有脐带或残痕，

周围有无色或带血的网状血管。质坚脆,可折断,断面有白色或白色点连成的白色斑块及大小不等的孔穴,形似海绵状。有腥气。以完整、色黄或紫红色、血管内无残血者为佳。

【性味功能】 味甘、咸,性温。有补精,益气,养血的功能。

【主治用法】 用于虚劳羸瘦,虚喘劳嗽,气虚无力,血虚面黄,阳痿遗精,不孕少乳。内服:研末,每次1.5~3克,重症加倍;或入丸剂;新鲜胎盘,半个或1个,水煎服食,每星期2~3次。

【现代研究】

1. 化学成分 人胎盘的成分较复杂。还含有干扰素(商品胎盘球蛋白中多半含有),有抑制多种病毒对人细胞的作用,含有巨球蛋白称β抑制因子能抑制制流感病毒。胎盘中含有与血液凝固有关的成分,有类似凝血因子Ⅻ的纤维蛋白稳定因子;尿激酶抑制物(能抑制尿激酶活化纤维蛋白溶酶原的作用)和纤维蛋白溶酶原活化物。通常情况下纤维蛋白深酶原活化物的作用远低于抑制物。

2. 药理作用 有促进乳腺和女性生殖器官发育的作用,有促进胸腺、脾脏发育的作用,也能增强机体的体力和耐力。能增强机体抵抗力,还有免疫及抗过敏作用。对甲状腺、睾丸有促进作用,胎盘提出物能刺激子宫收缩。本品所含的丙种球蛋白可预防和控制病毒感染;所含的溶菌酶能防止多种细菌内毒素所引起的动物死亡。

【注意】 凡有表邪及实证者禁服,脾虚湿困纳呆者慎服。

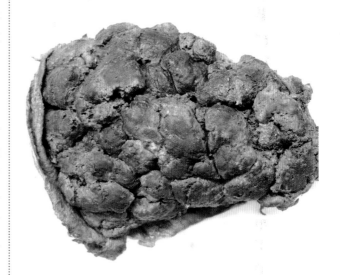